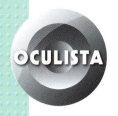
編集企画にあたって…

　眼科領域における画像診断機器の進歩は21世紀に入って目覚ましいものがあります．光干渉断層計(OCT)がその代表で，今や診断や治療効果の判定に欠かせません．一方，「眼底自発蛍光」も市販の蛍光眼底造影機器で撮影可能となり，2012年には保険収載され，意義を理解したうえで活用したいものです．しかし，実臨床における有用性を実感している先生はそれほど多くないかもしれません．どうしてでしょうか？　各検査にはそれぞれの目的があります．

1. 眼底写真：形態と色調の観察と記録
2. OCT：立体的構造の理解，血流の検出(OCT angiography)
3. 蛍光眼底造影：血管形態の観察(異常血管の検出)，血管の性状(透過性亢進，無灌流)の評価
4. 眼底自発蛍光検査：網膜色素上皮(RPE)の生存状態の観察(萎縮やストレスの検出)など

　各検査で得られる情報は異なる意義を持ち，眼底自発傾向検査は，OCTのように治療するにあたって不可欠というよりは，網膜色素上皮(RPE)を中心とした眼内の病態を把握するうえで他の検査にはない意義を持つわけです．手始めに，視覚障害の原因として重大な網膜色素変性症その他の遺伝性黄斑部変性疾患，加齢黄斑変性，病的近視における網脈絡膜萎縮などで撮影してみてください．萎縮は境界鮮明な低蛍光で把握でき，年々，萎縮が拡大するような症例では，患者さんの不安に共感し，少しでも進行予防につながるような生活指導や精神サポートを行うべきだという気持ちを強くさせます．また，細胞のSOSサインを過蛍光として検出でき，眼底検査やOCTで異常所見を認めるより早期の変化として今後の研究に期待したいところです．過蛍光の主な発生源はRPE内に蓄積したリポフスチンに由来しますが，遷延して存在する脂質や出血などやそれを貪食したRPEやマクロファージなどの細胞も過蛍光を呈してくるため，中心性漿液性脈絡網膜症，網膜静脈閉塞症，糖尿病黄斑浮腫などでも，ときに有用です．また，蛍光遮断するキサントフィルや網膜血管などの局在から，網膜剥離や黄斑円孔においても視機能に関連しうる有益な情報が時に得られることは非常に興味深いです．

　眼底自発蛍光に詳しい先生方にわかりやすく執筆していただき，本誌は眼底自発蛍光を学ぶうえで最強の1冊となりました．網膜の機能を探る検査，眼底自発蛍光に注目し，眼を思い，患者を思い，明日の医療にフル活用できることを願っています．

2015年12月

安川　力

KEY WORDS INDEX

和 文

あ
萎縮型加齢黄斑変性　22
黄斑色素　52
黄斑ジストロフィ　45
黄斑浮腫　61
オカルト黄斑ジストロフィ　45

か
加齢黄斑症　9
加齢黄斑変性　9
眼底自発蛍光　15, 27, 33, 45, 61
強度近視　27
近赤外光自発蛍光　22
血管に並走する過蛍光ライン　52
ゴールドマン視野検査　38
広角眼底自発蛍光　38
光線力学療法　33

さ
視細胞外節　1
視細胞内節エリプソイドゾーン　38
自発蛍光　9
視野　38
滲出型加齢黄斑変性　15
スタルガルト病　45
赤外光自発蛍光　33

た
短波長自発蛍光　22
地図状萎縮　22
中心性漿液性脈絡網膜症　33
糖尿病網膜症　61
貪食　1

な, は
軟性ドルーゼン　9
光干渉断層計　22, 38
ベストロフィノパチー　45
ポリープ状脈絡膜血管症　15

ま
網状偽ドルーゼン　9
網膜血管腫状増殖　15
網膜色素上皮異常　9
網膜色素上皮細胞　1
網膜色素上皮裂孔　15

網膜色素変性症　38
網膜静脈閉塞症　61
網膜ずれ　52
網膜動脈閉塞症　61
網膜光凝固　61
網脈絡膜萎縮病巣　27

ら
卵黄様黄斑ジストロフィ　45
リポフスチン　33
レチノイドサイクル　1

欧 文

A, C
A2E　1
age-related macular degeneration　9
age-related maculopathy　9
autofluorescence　9
autosomal recessive bestrophino-
　　pathy　45
central serous chorioretinopathy　33
chorioretinal atrophy　27
CSC　33

D, E, F
diabetic retinopathy　61
dry age-related macular degeneration　22
ectopic replacement of neurosensory
　　retina　52
exudative age-related macular
　　degeneration　15
FAF　15
fundus autofluorescence　15, 27, 45, 61

G, H
geographic atrophy　22
Goldmann perimetry　38
hyperfluorescent lines parallel to retinal
　　vessels　52
hypo- or hyperpigmentation　9

L, M, N
laquer crack lesion　27
lipofuscin　33
macular dystrophy　45
macular edema　61

macular pigment　52
near infrared fundus autofluorescence　33
near-infrared autofluorescence　22
NIR-AF　22
NIR-FAF　33

O, P
occult macular dystrophy　45
OCT　22, 38
optical coherence tomography　22, 38
pathologic high myopia　27
PCV　15
phagocytosis　1
photodynamic therapy　33
photoreceptor inner segment ellipsoid
　　zone　38
photoreceptor outer segment　1
polypoidal choroidal vasculopathy　15

R
radial tract　27
RAP　15
reticular pseudodrusen　9
retinal angiomatous proliferation　15
retinal artery occlusion　61
retinal photocoagulation　61
retinal pigment epithelial tear　15
retinal pigment epithelium　1
retinal vein occlusion　61
retinitis pigmentosa　38
retinoid cycle　1

S
short wavelength autofluorescence　22
short-wave fundus autofluorescence　33
soft drusen　9
Stargardt's disease　45
SW-FAF　33

V, W
visual field　38
vitelliform macular dystrophy　45
wide-field fundus autofluorescence　38

WRITERS FILE
(50音順)

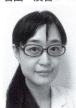
石田　友香（いしだ　ともか）
- 2004年　東京医科歯科大学卒業　同大学初期研修プログラム
- 2006年　同大学眼科入局，同後期研修医
- 2007年　都立駒込病院
- 2009年　都立大塚病院
- 2011年　公社佐原病院
- 2013年　東京医科歯科大学大学院

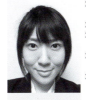
篠島　亜里（しのじま　あり）
- 2006年　日本大学卒業　同大学初期臨床研修
- 2008年　同大学眼科入局
- 2009年　国立病院機構災害医療センター眼科
- 2012年　日本大学大学院卒業　同大学，助教
- 2013年　同愛会病院眼科，部長　日本大学，兼任講師（社会医学系衛生学分野）駿河台日本大学病院眼科，研究医員
- 2014年　日本大学，助教

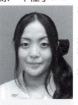
原　千佳子（はら　ちかこ）
- 2004年　大阪医科大学卒業　国立病院機構大阪医療センター初期研修医
- 2006年　大阪大学眼科入局
- 2007年　大阪労災病院眼科，医員
- 2014年　大阪大学医学部大学院修了　大阪大学眼科，医員

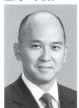
上野　真治（うえの　しんじ）
- 1998年　名古屋大学卒業
- 2000年　同大学眼科入局
- 2004年　同大学大学院医学系研究科修了　西尾市民病院
- 2005年　ジョンスホプキンス大学眼科研究員
- 2008年　名古屋大学大学院医学系研究科，助教
- 2014年　同，講師

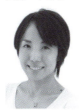
白潟　ゆかり（しらかた　ゆかり）
- 2004年　香川医科大学卒業
- 2006年　香川大学眼科，医員
- 2007年　社会保険栗林病院眼科，医員
- 2012年　香川大学眼科，病院助教
- 2013年　同大学大学院修了

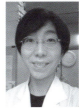
藤田　京子（ふじた　きょうこ）
- 1988年　愛知医科大学卒業
- 1991年　日本大学眼科，助手
- 1999〜2000年　ハーバード大学スケペンス眼研究所
- 2012年　日本大学眼科，診療准教授

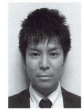
小椋俊太郎（おぐら　しゅんたろう）
- 2010年　名古屋市立大学卒業　同大学病院臨床研修医
- 2012年　同大学眼科入局
- 2013年　大垣徳洲会病院眼科
- 2014年　名古屋市立大学病院眼科

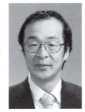
石龍　鉄樹（せきりゅう　てつじゅ）
- 1984年　福島県立医科大学，研修医
- 1987年　国立名古屋病院，研修医
- 1989年　福島県立医科大学付属病院，助手
- 1997年　大原総合病院眼科，部長
- 2004年　福島県立医科大学眼科，准教授
- 2012年　同，教授

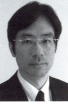
森實　祐基（もりざね　ゆうき）
- 1996年　岡山大学卒業
- 2000〜02年　広島市立広島市民病院，医員
- 2006年　岡山大学大学院医歯薬学総合研究科修了　同大学，助教
- 2008〜11年　米国ハーバード大学マサチューセッツ眼科耳鼻科病院，研究員
- 2013年　岡山大学，講師

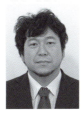
寺尾　信宏（てらお　のぶひろ）
- 2004年　近畿大学卒業　京都府立医科大学附属病院臨床研修
- 2006年　同大学附属病院眼科入局
- 2007年　藤枝市立総合病院眼科，医員
- 2009年　大阪府済生会中津病院眼科，医員
- 2011年　市立福知山市民病院，眼科医長
- 2014年　京都府立医科大学視覚機能再生外科学大学院

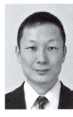
安川　力（やすかわ　つとむ）
- 1993年　京都大学卒業　同大学眼科入局
- 1994年　田附興風会北野病院眼科
- 2000年　京都大学大学院医学研究科博士課程修了　同大学視覚病態学，助手　ドイツライプチヒ大学眼科留学
- 2004年　倉敷中央病院眼科
- 2005年　名古屋市立大学大学院医学研究科視覚科学，助手
- 2007年　同，准教授

眼底自発蛍光フル活用

編集企画／名古屋市立大学准教授　安川　力

眼底自発蛍光の基礎知識……………………………………………………………石龍　鉄樹　　1

　眼底自発蛍光は，網膜色素上皮細胞，視細胞機能を非侵襲的に観察できる画像診断で，網膜変性疾患，網膜外層疾患，脈絡膜疾患の診断・経過観察に有用である．

加齢黄斑変性前駆病変と眼底自発蛍光………………………………………原　千佳子　　9

　加齢黄斑変性の前駆病変では，自発蛍光所見で異常を示すものが多くある．国際分類を中心に自発蛍光異常所見を解説する．

滲出型加齢黄斑変性と眼底自発蛍光……………………………………寺尾　信宏ほか　15

　滲出型加齢黄斑変性は網膜色素上皮に異常をきたしやすく，病態を理解するうえで非侵襲的に網膜色素上皮の機能を評価できる眼底自発蛍光は非常に有効な検査法である．

萎縮型加齢黄斑変性と眼底自発蛍光………………………………………篠島　亜里　22

　萎縮型加齢黄斑変性の病変部は時間とともに拡大していき，やがて地図状萎縮を引き起こす．萎縮型加齢黄斑変性の経過をみるには，非侵襲的な自発蛍光検査が有用である．

強度近視眼における眼底自発蛍光の応用………………………………石田　友香ほか　27

　強度近視眼は，豹紋状眼底のために病的所見が見づらい場合があるが，いくつかの疾患において，眼底自発蛍光を用いることで，その観察が容易な場合があり，有用なツールである．

Monthly Book OCULISTA

編集主幹／村上　晶　高橋　浩

No.34/2016.1 ◆目次

CONTENTS

中心性漿液性脈絡網膜症と眼底自発蛍光……………………藤田　京子　*33*

　中心性漿液性脈絡網膜症の眼底自発蛍光についてまとめた．本症の自発蛍光所見は経過とともに変化するため，読影に注意が必要である．

網膜色素変性症と眼底自発蛍光……………………………小椋俊太郎ほか　*38*

　広角眼底自発蛍光は，低侵襲に客観的な情報が得られ，網膜色素変性症の診断における蛍光眼底造影に取って代わる必須検査となり，また病状進行の客観的な指標となり得る．

遺伝性黄斑部変性疾患と眼底自発蛍光……………………上野　真治　*45*

　眼底自発蛍光は，遺伝性黄斑部疾患の病巣部位と状態の判定，また卵黄様黄斑ジストロフィ（ベスト病）やスタルガルト病におけるリポフスチンの異常沈着を捉えられる．

網膜硝子体疾患と眼底自発蛍光……………………………白潟ゆかり　*52*

　網膜色素上皮（RPE）の機能を反映する眼底自発蛍光（FAF）は，眼底カラー写真や光干渉断層計（OCT）などの所見と対応させると，網膜硝子体疾患の術前術後の評価においても有効に活用できる．

網膜循環障害疾患と眼底自発蛍光……………………………森實　祐基　*61*

　糖尿病網膜症や網膜静脈および動脈閉塞症等の網膜循環障害疾患においてみられる眼底自発蛍光の所見について，その意義，診療上の活用法を概説した．

- ● Key words index …………………… 前付 *2*
- ● ライターズファイル ……………… 前付 *3*
- ● Fax 注文用紙 ……………………………… *70*
- ● バックナンバー一覧 ……………………… *72*
- ● MB OCULISTA 次号予告 ………………… *74*
- ● 掲載広告一覧 ……………………………… *74*

「OCULISTA」とはイタリア語で眼科医を意味します．

新刊書籍

医療・看護・介護で役立つ 嚥下治療 エッセンスノート

完全側臥位などの手法を、イラストや写真で解説！

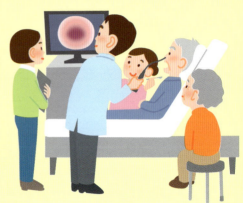

編著 **福村直毅** 社会医療法人健和会健和会病院，健和会総合リハビリテーションセンター長

A5判　全202頁　定価 3,300円＋税　2015年11月発行

嚥下障害治療に医師、看護・介護、歯科、言語聴覚士、栄養科など様々な視点からアプローチ！

超高齢社会を迎え、医療・看護・介護の現場で今後ますます必要とされる嚥下治療。本書は、嚥下障害の定義、咽頭・喉頭の構造、誤嚥のメカニズムなどの医学的な基礎を踏まえ、実際の検査や治療、日々のケアまで具体的に解説しました。食事介助、歯科診療、嚥下訓練、栄養管理など、各職種の専門性を活かしたチーム医療を進めるうえで知っておきたい知識も満載。
嚥下治療に関わるすべての方々のための実践書です。

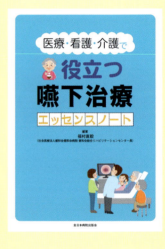

CONTENTS

Chapter 0　嚥下診断入門チャート
症状からおおよその原因と対策を導く

Chapter I　疫学
1．嚥下障害の定義
2．肺炎
3．食物による窒息
4．低栄養
5．診療報酬・介護報酬

Chapter II　解剖
1．咽頭・喉頭の立体構造
2．弁

Chapter III　診断
1．誤嚥のメカニズム
2．治療方針の選択
3．食道
4．喉頭
5．咽頭
6．口腔
7．姿勢
8．頭頸部
9．嚥下機能評価手順「福村モデル」
10．認知機能
11．嚥下造影検査
12．嚥下内視鏡検査

Chapter IV　治療
1．栄養療法
2．呼吸理学療法
3．栄養ルートの選択
4．嚥下機能改善術
5．誤嚥防止術
6．薬物の影響

Chapter V　チームとシステム
1．治療理念の統一
2．役割とチーム構成
3．職種と主な仕事
4．スクリーニング・アセスメント
5．急性期
6．回復期
7．生活期

Chapter VI　多職種からのアプローチ
1．接遇
2．介助の基礎
3．IOE法（間歇的口腔食道経管栄養法）
4．持続唾液誤嚥の軽減
5．嚥下関連トレーニングの基礎
6．間接的嚥下訓練の工夫
7．バルーン訓練
8．口腔ケア
9．咀嚼能力の判定
10．義歯管理
11．脳卒中リハビリテーション病棟での栄養管理

全日本病院出版会

〒113-0033　東京都文京区本郷 3-16-4　Tel:03-5689-5989
http://www.zenniti.com　Fax:03-5689-8030

お求めはお近くの書店または弊社ホームページまで！

◎特集/眼底自発蛍光フル活用

眼底自発蛍光の基礎知識

石龍鉄樹*

Key Words : 網膜色素上皮細胞(retinal pigment epithelium), 視細胞外節(photoreceptor outer segment), 貪食(phagocytosis), レチノイドサイクル(retinoid cycle), A2E

Abstract : 眼底自発蛍光は,主に網膜色素上皮細胞内のリポフスチンにある自発蛍光物質に由来することから,網膜色素上皮細胞機能の評価に用いられる.眼底自発蛍光は,造影剤が不要で,網膜色素上皮の機能を反復して検査することも可能である.眼底自発蛍光所見は,フルオレセイン蛍光眼底造影とは異なる点も多く,所見の解釈には独自の理解が必要である.本稿では眼底自発蛍光の由来,撮影原理と基本的な所見について解説する.

はじめに

　眼底自発蛍光は,主に網膜色素上皮細胞の機能を評価する検査法である.網膜色素上皮細胞は,単層の上皮細胞であるが多くの機能を有し,我々の視覚システムの確立に重要な役割を果たしている.その機能には,外網膜柵による眼内環境の維持,レチノイドサイクルによるレチノールの供給,神経網膜の接着,視細胞外節の貪食,サイトカインの分泌,網膜の修復,免疫反応などがあり極めて多彩である.なかでも眼底自発蛍光は,レチノイドサイクル,視細胞外節の貪食に深く関連している.

　光刺激により視細胞の電位が変化することは,視覚システムのファーストステップである.このファーストステップは,視細胞外節円板のロドプシンにあるレチナールの反応がトリガーとなる.このレチナールは,イカなどの軟体動物などでは,血液を通して肝臓から供給されているが,脊椎動物ではレチノイドサイクルと呼ばれるリサイクルシステムにより,より効率的に利用され,高度な視機能形成に役立っている.レチノイドサイクルの中では,網膜色素上皮細胞が,脂質膜の不飽和脂肪酸とレチノール代謝産物を含む視細胞外節を常に貪食している.網膜色素上皮細胞1つあたりでは1日に約5000個,70年で約1億個の外節円板を貪食すると言われている.この多量に貪食された視細胞外節円板から蛍光物質が副次的に産生され,網膜色素上皮細胞の自発蛍光の起源となる.網膜色素上皮細胞の失調により,この蛍光物質は増減することから,自発蛍光で網膜色素上皮細胞の病態を評価することができる.網膜色素上皮細胞を評価する画像診断としては,フルオレセイン蛍光眼底造影法が行われてきたが,蛍光色素静注では,稀ではあるが重篤な障害が生ずることがあった.眼底自発蛍光検査は,低侵襲で網膜色素上皮細胞を評価できることから,臨床および研究の分野での応用が期待されている.

　本稿では,蛍光物質の生成機構,眼底自発蛍光の観察法,過蛍光・低蛍光の臨床的意義など眼底自発蛍光の基礎について述べる.

眼底自発蛍光の起源

　網膜色素上皮細胞は,ブルッフ膜を基底膜とす

* Tetsuju SEKIRYU, 〒960-1295 福島市光が丘1 福島県立医科大学医学部眼科,教授

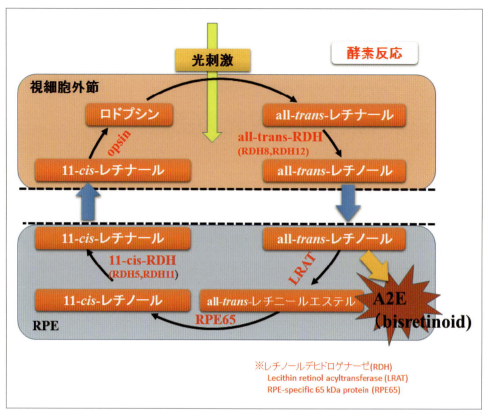

図 1. レチノイドサイクル模式図

る単層の立方上皮細胞で，視細胞側には多数の微絨毛(microvilli)が存在する．視細胞外節は，この微絨毛に包まれるような形で，網膜色素上皮細胞に接している．視細胞外節は，脂質膜でできた多数の外節円板で構成される．円板の膜上には，光刺激を捉えるロドプシンが存在する．ロドプシンは，膜貫通型のタンパク質であるオプシンと 11-cis-retinal から成っている．ロドプシンが光を受けると 11-cis-retinal は，異性体の all-trans-retinal に変化しオプシンから解離する．次に，視細胞の膜貫通タンパクの形状が変化し，視細胞の電位変化が発生する．All-trans-retinal は，外節円板ごと網膜色素上皮細胞に貪食され，ライソソーム内で分解されいくつかの酵素反応の後に 11-cis-retninal に再生され，再度，視細胞外節に戻りロドプシンを形成する(図1)．

このレチノイドサイクルの中で，レチノイドが 2 つ結合した形状をもつ bisretinoid と呼ばれる異常代謝産物が生成される(図2)．この異常代謝産物が，眼底自発蛍光を発する．これら蛍光物質は，網膜色素上皮細胞内では，主にリポフスチンに蓄積している．蛍光物質は 10 種類程度あり[1]，異なる蛍光のピークがみられる．また照射光波長は短いほど広い帯域にわたる蛍光を発する．長波長の照射では蛍光波長の帯域は狭くなり，ピークは長波長側に偏位する[2]．通常の眼底自発蛍光の観察に用いられる 488 nm 照射光では，主に A2E と呼ばれる bisretinoid の蛍光を観察していると言われている．一般に，これらの蛍光物質は，低濃度では蛍光物質濃度が上昇すると濃度依存性に蛍光強度が増加する[3]．したがって蛍光物質が増加すると眼底自発蛍光強度も増加する．加齢による自発蛍光の増加は，リポフスチンの増加に伴う自発蛍光物質の増加と相関すると考えられている．また，網膜色素上皮細胞が萎縮，消失し，蛍光物質が消失すれば均質な低蛍光となる．自発蛍光は，蛍光物質の量的変化ばかりではなく，質的変化によっても増減する．自発蛍光物質の光酸化(photooxidation)により蛍光は強くなり，光漂白(photobleaching)により減弱すると言われている．

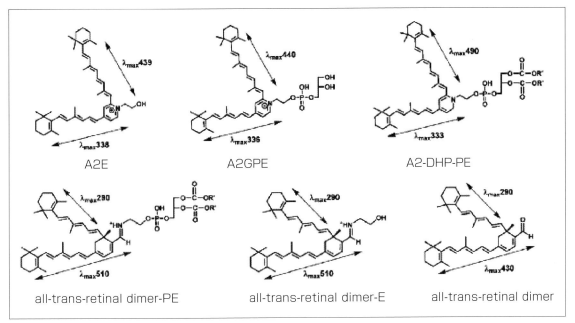

図 2. 種々の bisretinoid 化合物
（文献 2 より）

　自発蛍光物質は，網膜色素上皮内だけではなく視細胞外節の中にも存在する．A2E の前駆物質である A2PE と呼ばれる物質は，網膜色素上皮の貪食を受ける前の視細胞外節円板内に存在する．A2PE は最大吸収波長が 449 nm で，A2E よりも蛍光効率が高い．外節円板の貪食が障害されると，円板内にこの物質が増えることで，自発蛍光が増加すると考えられている[3]．中心性漿液性脈絡網膜症や陳旧性網膜剝離では，長期の漿液性網膜剝離により，視細胞外節に自発蛍光物質が蓄積し，さらに貪食などが加わることで，網膜下に自発蛍光が増加すると考えられている[4]．

正常眼底自発蛍光と撮影機器

　眼底自発蛍光は，網膜色素上皮の病態とともに変化するが，神経網膜の状態，撮影機器による観察波長の違いによっても変化する．眼底自発蛍光の撮影には，蛍光を励起するための照射光と励起した蛍光を観察するためのバリアフィルターが必要である．走査レーザー検眼鏡（SLO）では主に 488 nm レーザー光と 500 nm のバリアフィルターで自発蛍光を撮影している．共焦点光学系をもつ SLO では，照明系の光路にある組織の影響が少ない．眼組織では，水晶体が強い自発蛍光を

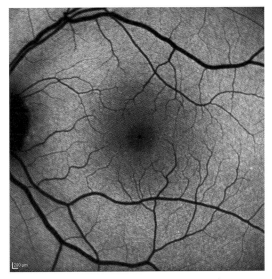

図 3. 正常眼眼底自発蛍光（HRA2）

もっているが，SLO では水晶体の影響を受けずに眼底自発蛍光を捉えることができる．しかし，この波長帯域では中心窩に多いルテインやゼアキサンチンなどの黄斑色素により吸収されるため，中心窩は暗く写る．網膜血管，視神経乳頭は，自発蛍光をもたないため低蛍光である（図 3）．488 nm の照射光は，視細胞，特に杆体細胞に吸収される[5]．したがって，視細胞が障害される病態で過蛍光となることがある．また撮影に際しては，光

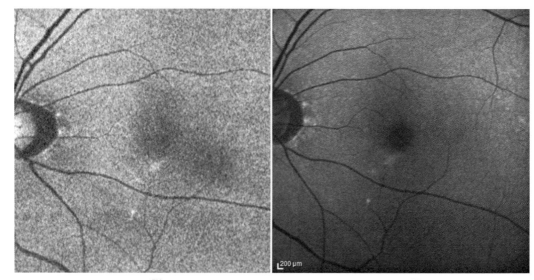

図 4. Optos™ と HRA2™ の眼底自発蛍光の比較

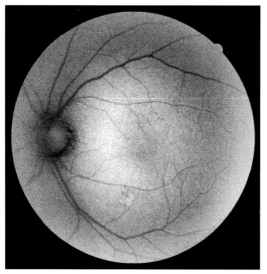

図 5. デジタルカメラ型の正常眼眼底自発蛍光

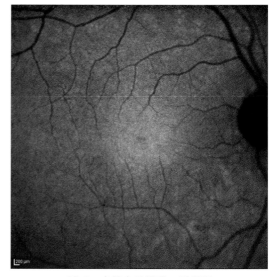

図 6. 赤外自発蛍光　正常眼

照射により視細胞外節の視物質の吸光度が変化するため，SLO での撮影の後期では初期より画像が明るく見える．近年発売されている Optos™（Optos 社）では，532 nm の緑色光を用いて眼底自発蛍光を撮影するため，視細胞視物質の影響も少なく，中心窩は従来の SLO より明るく写る（図 4）．

最近は，デジタルカメラの普及により眼底カメラ型でも，眼底自発蛍光を撮影することが可能となっている．しかし眼底カメラ型では，水晶体自発蛍光の影響を強く受けるため，SLO と同じ波長では，眼底自発蛍光を撮影することが困難である．

眼底カメラ型では，水晶体自発蛍光を避けるために 580 nm 付近の照射光と 600 nm 後半のバリアフィルターを用いて眼底自発蛍光の撮影を可能にしている．この波長帯域では黄斑色素の影響を受けないため，中心窩網膜色素上皮細胞の自発蛍光が観察できるメリットがある（図 5）．眼底カメラ型では，視神経乳頭がやや白く写る．これは眼底カメラ型では，水晶体自発蛍光の前方散乱などの散乱光が白色組織に反射するためである．硬性白斑やドルーゼンなどの白色組織ではこの散乱の影響を考慮して，読影する必要がある．

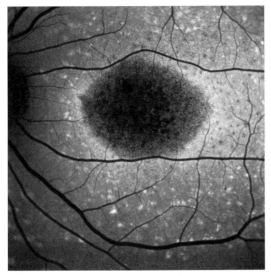

図 7. スタルガルト病　眼底自発蛍光

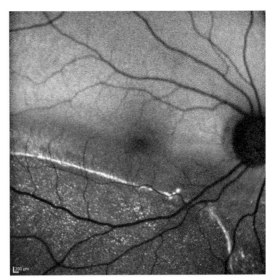

図 8. 網膜下沈着物の眼底自発蛍光
陳旧性網膜剝離（文献 4 より）

　眼底からは赤外光照射によっても自発蛍光が発生する．この蛍光は主にメラニンに由来すると考えられている．眼底では網膜色素上皮細胞と脈絡膜のメラノサイトにメラニンが存在する．HRA2™（ハイデルベルグエンジニアリング）など高感度な撮影機器では，正常眼の赤外自発蛍光を観察することができる．正常眼の赤外自発蛍光像は，中心窩が明るく，周辺に行くにつれやや暗くなる．これは，赤外蛍光が黄斑色素による減衰を受けないことと，中心窩の網膜膜色素上皮は丈が高く，神経網膜側にメラニンを多く含んでいることによる（図 6）．赤外自発蛍光は，網膜色素上皮のメラニンは再生することがなく，加齢や疾患による網膜色素上皮の変性を linear に捉えられること，黄斑色素の影響を受けずに中心窩の観察が可能であるなどのメリットがあり，今後研究の余地がある．

眼底自発蛍光の異常所見

　眼底自発蛍光の異常は，過蛍光所見と低蛍光所見に分かれる．

1．過蛍光

　網膜色素上皮内のリポフスチンの増加，蛍光物質の光酸化，蛍光物質・細胞の網膜下沈着，黄斑色素，視物質の減少などによって生じる．

a）リポフスチンの増加

　スタルガルト病[6)7)]や加齢[7)]では網膜色素上皮細胞内のリポフスチンの増加により，眼底全体の自発蛍光輝度が上昇する．スタルガルト病では黄色斑の部位にリポフスチンが異常に蓄積していると考えられ，黄色斑に一致した過蛍光が見られる（図 7）．黄色斑の部位では，やがて網膜色素上皮が萎縮するため後期には低蛍光となる．中心窩に見られる網膜色素上皮萎縮の部位は低蛍光となる．

b）網膜下沈着物

　中心性漿液性脈絡網膜症や陳旧性網膜剝離（図 8）では，網膜下に過蛍光斑が見られる．この過蛍光斑は網膜下に視細胞外節や外節を貪食したマクロファージや網膜色素上皮細胞が集積したものと考えられている．

c）黄斑色素の減少

　黄斑円孔は，円孔部分の黄斑色素が消失するために円孔内が過蛍光となる．囊胞様黄斑浮腫では，囊胞の部分で黄斑色素が囊胞周囲に偏位するために，囊胞腔内が過蛍光となる（図 9）．

d）視細胞外節障害

　多発消失性白点症候群（MEWDS）の急性期では，白点に一致した過蛍光斑が見られる（図 10）．光干渉断層計（OCT）で白点を観察すると，視細胞内節に一致すると考えられている ellipsoid zone から網膜色素上皮までが消失している像が見られ

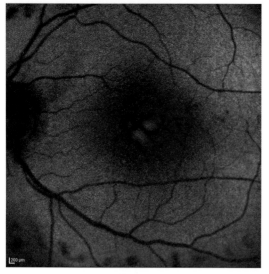

図 9.
囊胞様黄斑浮腫の眼底自発蛍光

ることから，MEWDS の白点の過蛍光には外節視物質の減少が関与していると考えられている[8].

2. 低蛍光

低蛍光は，網膜色素上皮細胞の萎縮・消失または自発蛍光のブロックにより生じる．網膜色素上皮裂孔では網膜色素上皮欠損部分が低蛍光となる(図11)．スタルガルト病の末期の病巣や萎縮型加齢黄斑変性では，網膜色素上皮細胞の萎縮により低蛍光となる．網膜出血，軟性白斑，硬性白斑は，網膜色素上皮からの蛍光がブロックされるため低蛍光となる．

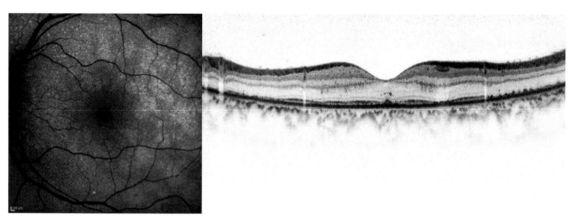

図 10. 多発消失性白点症候群(MEWDS)の眼底自発蛍光と光干渉断層像

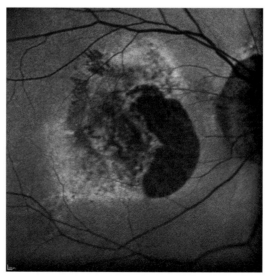

図 11. 網膜色素上皮裂孔による眼底自発蛍光の低蛍光所見

おわりに

　眼底自発蛍光は，網膜色素上皮病変の診断に役立つばかりではなく，低侵襲であることから経過観察も可能である．その異常は，網膜色素上皮の異常ばかりではなく，網膜疾患の種々の病態に関わっており，網膜疾患の診察をするうえで多くのヒントを与えてくれる．今後は定量化など技術が進歩することでさらに多くの網膜疾患の解明に役立つ検査になると思われる．

文　献

1) Delori FC, Dorey CK, Staurenghi G, et al：*In vivo* fluorescence of the ocular fundus exhibits retinal pigment epithelium lipofuscin characteristics. Invest Ophthalmol Vis Sci, **36**(3)：718-729, 1995.
2) Sparrow JR, Wu Y, Nagasaki T, et al：Fundus autofluorescence and the bisretinoids of retina. Photochem Photobiol Sci, **9**(11)：1480-1489, 2010.
3) Sparrow JR, Yoon KD, Wu Y, et al：Interpretations of fundus autofluorescence from studies of the bisretinoids of the retina. Invest Ophthalmol Vis Sci, **51**(9)：4351-4357, 2010.
4) Sekiryu T, Oguchi Y, Arai S, et al：Autofluorescence of the cells in human subretinal fluid. Invest Ophthalmol Vis Sci, **52**(11)：8534-8541, 2011.
5) Bowmaker JK, Dartnall HJ：Visual pigments of rods and cones in a human retina. J Physiol, **298**：501-511, 1980.
6) Burke TR, Duncker T, Woods RL, et al：Quantitative fundus autofluorescence in recessive Stargardt disease. Invest Ophthalmol Vis Sci, **55**(5)：2841-2852, 2014.
7) Delori FC, Staurenghi G, Arend O, et al：*In vivo* measurement of lipofuscin in Stargardt's disease--Fundus flavimaculatus. Invest Ophthalmol Vis Sci, **36**(11)：2327-2331, 1995.
8) Dell'Omo R, Mantovani A, Wong R, et al：Natural evolution of fundus autofluorescence findings in multiple evanescent white dot syndrome：a long-term follow-up. Retina, **30**(9)：1479-1487, 2010.

加齢黄斑変性診療で悩みがちなポイントを，
臨床経験豊富なエキスパートがわかりやすく解説

加齢黄斑変性診療20のコツ

著者 柳 靖雄
Singapore National Eye Centre/
Singapore Eye Research Institute/
Duke NUS Graduate Medical School

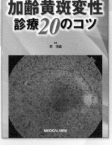

定価（本体 9,000円＋税）
B5変型判・160頁
オールカラー・写真550点
ISBN978-4-7583-1098-7

加齢黄斑変性診療のスペシャリストの約20年にわたる臨床経験から得られた診断の決め手や治療方針の確定につながる診療のコツを，具体的に症例を提示・比較しながら解説した1冊。文章はコンパクトにし，豊富な写真に直接病変部の範囲や特徴を書き込み，見てわかる紙面構成で，開業医を中心としたすべての眼科医に役立つ内容をわかりやすく示した実践書。

目次
1 高齢者が歪視を訴えて来院したら
2 若い症例でも加齢黄斑変性に気をつける
3 ドルーゼンを見かけたら
4 網膜色素上皮異常の見方
5 ドルーゼン・網膜色素上皮異常のフォローアップ
6 視機能障害の自覚症状がない症例でたまたま黄斑部に眼底出血を認めたら
7 本当に加齢黄斑変性と診断してよいか？
8 眼底所見だけで加齢黄斑変性ではなく網膜の血管病変と考えてよい場合は？
9 滲出性変化を認めるが出血がないときの注意点
10 大量の黄斑出血を認める場合の注意点
11 OCTだけでわかることとOCTだけに頼ってはいけないこと
12 造影検査はどのタイミングで行うか？
13 治療開始にあたっての注意点
14 レーザー光凝固が推奨される場面は？
15 マクジェン®を使うときのポイント
16 ルセンティス®を使うときのポイント
17 アイリーア®を使うときのポイント
18 光線力学療法を考慮する場面は？
19 経過観察：病状と自覚症状の悪化はパラレル？
20 長期にわたって良好な視力を維持するためには

最新の眼底撮影法を知り，画像の読影をマスターし，
病巣を確実に診断するための手引書

超広角でみる眼底病変診断

編集
平形 明人　杏林大学医学部眼科学教授
大路 正人　滋賀医科大学眼科学教授
井上 真　杏林大学医学部眼科学教授
瓶井 資弘　大阪大学大学院医学系研究科脳神経感覚器外科学教授

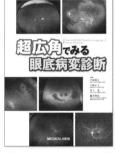

定価（本体 10,000円＋税）
B5変型判・220頁
オールカラー・写真460点
ISBN978-4-7583-1095-6

眼底病変を起こす頻度の高い疾患を中心に，具体的な症例画像をバリエーション豊かにふんだんに掲載。再剥離した症例，再手術した症例など合併症例もできるだけ呈示。その画像1つ1つに診断のコツやポイントを付記し簡潔に解説。初心者でも病巣を見逃さず，確実に診断するためには必携の手引書。

目次
I 超広角眼底撮影の基本を知ろう
◆ Optos200Tx
　Optos200Txの概要と特徴
　Optos200Tx 撮り方のコツ
　眼底像，蛍光像のメリット・デメリット
◆ Heidelberg Spectralis，ほか
　Heidelberg Spectralisの概要と特徴
　HRA ウルトラワイドフィールドレンズ 撮り方のコツ
　眼底像，蛍光像のメリット・デメリット
II 疾患別画像を知り，診断・治療のポイントを学ぼう
◆ 網膜血管病変
　糖尿病網膜症
　網膜静脈閉塞症
　その他の血管病変
◆ 黄斑疾患
　加齢黄斑変性
　Reticular Pseudodrusen
　病的近視
　黄斑円孔
　黄斑上膜
◆ 網膜変性症
　網膜色素変性
　網膜色素変性類縁疾患
◆ 網膜剥離
　裂孔原性網膜剥離
　アトピー性皮膚炎に伴う網膜剥離
　外傷性網膜剥離
　黄斑円孔網膜剥離
◆ 先天異常
　視神経乳頭ピットに伴う網膜剥離
　朝顔症候群に伴う網膜剥離
　先天網膜分離
◆ ぶどう膜炎
　原田病
　サルコイドーシス
　急性網膜壊死
　眼内悪性リンパ腫
　多発後極部網膜色素上皮症
◆ その他の超広角眼底撮影が有用な症例
　脈絡膜骨腫
　放射線網膜症
　眼科健康診断（眼底検査）での超広角眼底撮影の利用

メジカルビュー社
http://www.medicalview.co.jp

※ご注文，お問い合わせは最寄りの医書取扱店または直接弊社営業部まで。

〒162-0845 東京都新宿区市谷本村町2番30号
TEL.03(5228)2050　FAX.03(5228)2059
E-mail（営業部）eigyo@medicalview.co.jp

スマートフォンで
書籍の内容紹介や目次が
ご覧いただけます。

◎特集／眼底自発蛍光フル活用

加齢黄斑変性前駆病変と眼底自発蛍光

原　千佳子*

Key Words : 加齢黄斑変性(age-related macular degeneration)，加齢黄斑症(age-related maculopathy)，自発蛍光(autofluorescence)，軟性ドルーゼン(soft drusen)，網状偽ドルーゼン(reticular pseudodrusen)，網膜色素上皮異常(hypo- or hyperpigmentation)

Abstract : 加齢黄斑変性では，脈絡膜新生血管発生の前駆病変として，軟性ドルーゼン，網状偽ドルーゼン，網膜色素上皮異常が知られている．それらが見られる症例では，その時点では治療適応はないが，のちに加齢黄斑変性を発症するリスクが高いとされており，発症時により早く治療を開始することができるよう，日常診療において注意して経過観察する必要がある．前駆病変の自発蛍光所見は，2005年にBindewaldらが国際分類を提唱し，所見を，normal pattern, minimal change pattern, focal increased pattern, patchy pattern, liner pattern, lacelike pattern, reticular pattern, speckled patternの8つに分類している．非侵襲的に繰り返し検査を行うことができることから，前駆病変の変化のフォローアップにおいて有用である．

加齢黄斑変性前駆病変

加齢黄斑変性の前駆病変は，1995年にBirdら[1]によって提唱された加齢黄斑症(age-related maculopathy : ARM)の国際分類での"早期型"(early ARM)にあたるもので，我が国で2008年に公表された分類[2]では，軟性ドルーゼンと網膜色素上皮異常が挙げられている．

また，最近注目されている病変で，ドルーゼンの中の一種として網状偽ドルーゼン(reticular psedodrusen)と呼ばれるものがある[3)~5)]．

1．軟性ドルーゼン

直径63μm以上のものが1個以上あるものを有意とするとされている．軟性ドルーゼンは，境界がやや不明瞭な白色の塊で，境界明瞭な硬性ドルーゼンもあるため，鑑別を要する．

2．網膜色素上皮異常

網膜色素上皮の色素脱失，色素沈着，色素むら，漿液性網膜色素上皮剝離の4種の病変のことを指している．

3．網状偽ドルーゼン

通常の軟性ドルーゼンとやや違い，網目状の様相を呈するもので，黄斑部だけでなく，その周辺(特に上方)に比較的広く見られる．軟性ドルーゼンが光干渉断層計で網膜色素上皮下に認められるのに対して，これは網膜色素上皮上に認められるのが特徴である．また，蛍光眼底造影検査などでは過蛍光を示さない．約40％が滲出型加齢黄斑変性や地図状萎縮病変となると言われている．

異常眼底自発蛍光の国際分類

この分類は2005年にBindewaldら[6]によって提唱されたもので，55歳以上で眼底所見に上記の前駆病変を認める100症例の眼底自発蛍光所見を分類したものである．

1．Normal pattern(図1)

その名前のとおり，自発蛍光所見を認めないパターンである．黄斑色素にブロックされるためか，

---

* Chikako HARA, 〒560-0871 吹田市山田丘2-2 大阪大学眼科

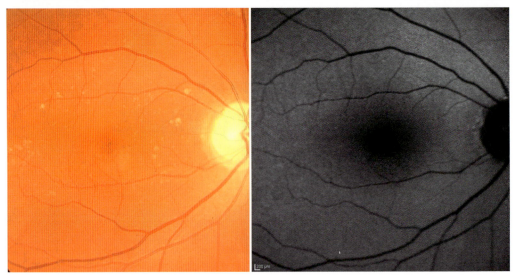

図 1. Normal pattern

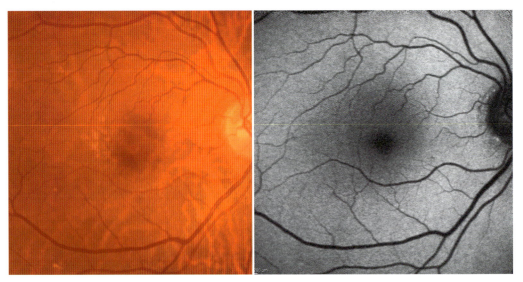

図 2. Minimal change pattern

眼底には小さな所見を認めても自発蛍光では所見を認めない場合にはこれに分類される．

2．Minimal change pattern（図 2）

自発蛍光にわずかで，その他にあてはまるような典型的ではない低蛍光や過蛍光を認めるパターンである．

3．Focal increased pattern（図 3）

直径 200 μm 以下のスポットで，部分的に明らかな境界明瞭な過蛍光を認めるパターンが，少なくとも 1 つ以上見られるものである．場所によっては，過蛍光の周辺に低蛍光を示す halo を認めることもある．眼底所見では，はっきりと特定さ れないこともあるが，ドルーゼンや色素沈着部分などと一致する所見として見られることもある．

4．Patchy pattern（図 4）

Focal increased pattern が直径 200 μm 以下の病変だったのに対して，200 μm 以上の大きな過蛍光病変が 1 つ以上認められるものである．大きいため，境界は不明瞭なものもある．眼底所見では，軟性ドルーゼンや色素沈着に一致することが多いが，はっきりしないものもある．

5．Liner pattern（図 5）

少なくとも 1 か所に線状の過蛍光病変のパターンを認めるもので，比較的境界は明瞭であること

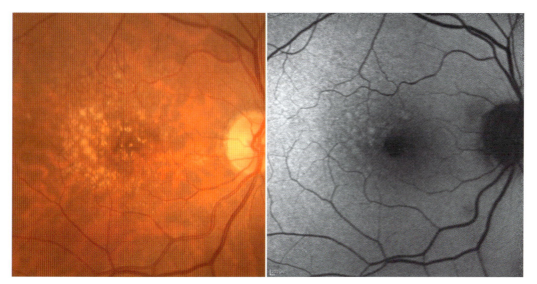

図 3. Focal increased pattern

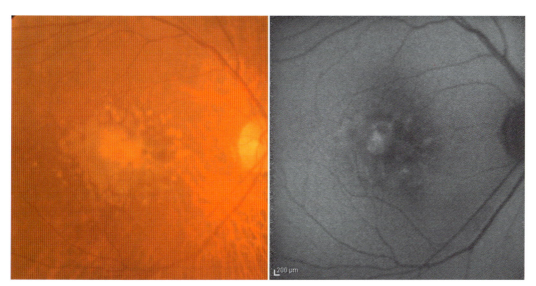

図 4. Patchy pattern

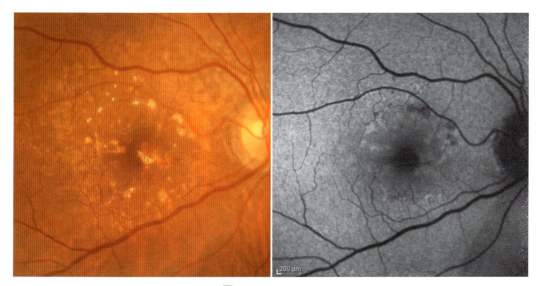

図 5. Liner pattern

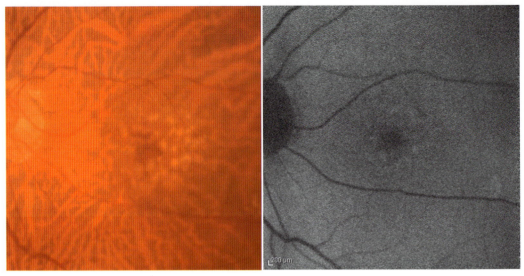

図 6. Lacelike pattern

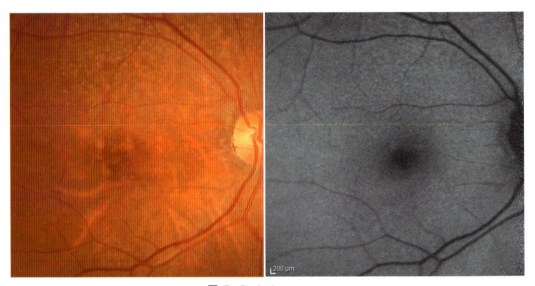

図 7. Reticular pattern

が多い.このパターンはたいてい,眼底所見で見られる色素沈着の一部と一致して見られることが多い.

6. Lacelike pattern(図6)

このパターンは,liner pattern が多数に枝分かれして見えるものである.レース状に不均一に広がった過蛍光所見を認める.境界ははっきりしないものもある.眼底の色素沈着部分に一致していることもあるが,検眼鏡的にははっきりした異常を認めないものもある.

7. Reticular pattern(図7)

200 μm 以下の小さな低蛍光部分が多数見られるパターンである.黄斑部付近も黄斑色素によるブロックで低蛍光を示すため,境界部分ははっきりしないこともあるが,このパターンは,黄斑部だけでなくその周辺(特に上方から耳側にかけて)にも広がっていることも多い.眼底所見では,軟性ドルーゼンや硬性ドルーゼン,色素異常などと一致した部分に見られることが多いが,周辺部に見られるこのパターンは,reticular pseudodrusen の部分と一致している.

8. Speckled pattern(図8)

このパターンは,広範囲に同時にいくつかの種類の異常所見を合併しているものである.黄斑部

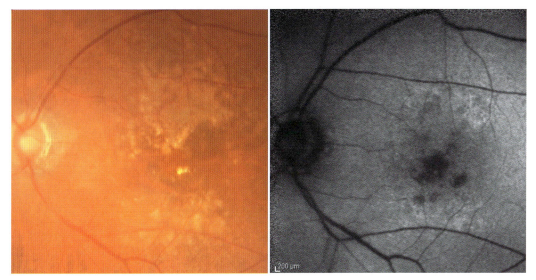

図 8. Speckled pattern

だけでなく,後極部全体に広がっているものもあり,低蛍光や過蛍光などさまざまな異常所見の集まりである.眼底所見は,さまざまなタイプのドルーゼンや色素沈着と一致しているが,部分的にははっきりした一致が見られないこともある.

100 例のうち speckled pattern が 26%,patchy pattern が 23%,reticular pattern が 15%,9% が minimal change pattern,4% が focal increased pattern,3% が liner pattern,2% が lacelike pattern に分類,18% は評価者によって意見が分かれたと報告されている.

前駆病変と自発蛍光所見の関係

1. 軟性ドルーゼン

同じように見える眼底ドルーゼンでも,自発蛍光では変化を認めなかったり,低蛍光を示したり,過蛍光であったりと所見はさまざまである.これの原因としては,ドルーゼンといってもさまざまな段階があり,網膜色素上皮細胞に影響を与える状態やそうでない状態,それらが入り混じっている状態などがあるためではないかと考えられる.そのため,大きなドルーゼンでは,比較的同じような過蛍光を示す.

2. 網膜色素異常

脱色素部分では,網膜色素上皮細胞が脱落または変性しているため,自発蛍光が減弱していることが多い.対して,色素沈着部分は網膜色素上皮細胞が増殖しているため,過蛍光となることが多い.

3. 網状偽ドルーゼン

Reticular pseudodrusen は,たいてい,自発蛍光では小さな低蛍光斑が多発する reticular pattern を示す.

まとめ

眼底自発蛍光所見は検眼鏡的所見や光干渉断層計所見と,必ずしも一致しない.眼底所見では見られないような広範囲の異常を認めたり,意外にも全く異常がなかったりすることもある.しかし,網膜色素上皮細胞の発光現象を直接捉えている画像であり,網膜色素上皮機能を示していると言える.蛍光眼底造影検査のように全身的な侵襲を加えることなく,反復して行える検査であり,前駆病変の変化を追跡するには有用な検査である.

文 献

1) Bird AC, Bressler NM, Bressler SB, et al：An international classification and grading system for age-related maculopathy and age-related macular degeneration. The International ARM Epidemiological Study Group. Surv Ophthalmol,

$39:367\text{-}374, 1995.$
2) 高橋寛二, 石橋達朗, 小椋祐一郎ほか：加齢黄斑変性の分類と診断基準. 日眼会誌, $112:1076\text{-}1084, 2008.$
3) Arnold JJ, Sarks SH, Killingsworth MC, et al：Reticular pseudodrusen：a risk factor in age-related maculopathy. Retina, $15:183\text{-}191, 1995.$
4) Klein R, Davis MD, Magli YL, et al：The Wisconsin age-related maculopathy grading system. Ophthalmology, $98:1128\text{-}1134, 1991.$
5) Maguire MG, Fine SL：Reticular pseudodrusen. Retina, $16:167\text{-}168, 1996.$
6) Bindewald A, Bird AC, Dandekar SS, et al：Classification of fundus autofluorescence patterns in early age-related macular disese. Invest Ophthalmol Vis Sci, $46:3309\text{-}3314, 2005.$

◎特集／眼底自発蛍光フル活用

滲出型加齢黄斑変性と眼底自発蛍光

寺尾信宏*1　古泉英貴*2

Key Words : 眼底自発蛍光（fundus autofluorescence；FAF），滲出型加齢黄斑変性（exudative age-related macular degeneration），ポリープ状脈絡膜血管症（polypoidal choroidal vasculopathy；PCV），網膜血管腫状増殖（retinal angiomatous proliferation；RAP），網膜色素上皮裂孔（retinal pigment epithelial tear）

Abstract : 眼底自発蛍光（fundus autofluorescence；FAF）は，主に網膜色素上皮（retinal pigment epithelium；RPE）内のリポフスチンおよびその関連蛍光物質の状態を表しており，従来の眼底造影検査と異なり，非侵襲的にRPEの代謝および機能を評価することが可能であり，今日の網膜疾患の診断に有用な検査法となっている．本稿では滲出型加齢黄斑変性およびその特殊型（ポリープ状脈絡膜血管症：PCV，網膜血管腫増殖：RAP）について，実際に臨床を行っていくうえで，特に重要と考えられるFAF所見について説明していきたい．

はじめに

　眼底自発蛍光（fundus autofluorescence；FAF）は主に網膜色素上皮（retinal pigment epithelium；RPE）細胞内に蓄積するリポフスチンおよびその関連蛍光物質（A2E，レチノール代謝産物など）の状態を表しており，従来の眼底造影検査と異なり，非侵襲的にRPEの代謝および機能を評価することが可能であり，今日の網膜疾患の診断に光干渉断層計（optical coherence tomography；OCT）と同様に欠かすことのできない有用な検査法となっている．

　本邦では加齢黄斑変性（age-related macular degeneration；AMD）は前駆病変と，その進行形である，萎縮型AMDと滲出型AMDに分類され[1]，滲出型AMDは臨床所見の差異より典型AMD，ポリープ状脈絡膜血管症（polypoidal choroidal vasculopathy；PCV），網膜血管腫増殖（retinal angiomatous proliferation；RAP）の3つのサブタイプに分類してマネージメントすることが通例行われている[2]．いずれのサブタイプもRPEに異常をきたしやすいため，AMDの病態評価にFAFは非常に有用である．本稿では，この3つのサブタイプを中心に実際に臨床を行っていくうえで，特に重要と思われるFAF所見のポイントについて解説する．

典型AMD

　典型AMDとは脈絡膜新生血管（CNV）を伴うが，後述のPCV，RAPの概念に当てはまらないものである．Gass分類ではCNVがRPEの下にとどまるものをtype 1 CNV，RPEを超えて感覚網膜下まで進展したものをtype 2 CNVと定義している[3]．

1. Type 2 CNV（図1）

　Type 2 CNVは眼底の灰白色病巣に一致してOCTではRPEを示す高反射ラインの上に中〜高反射塊として観察される．しばしばフィブリンや

---

*1 Nobuhiro TERAO, 〒602-8566　京都市上京区河原町通広小路上る梶井町465　京都府立医科大学眼科
*2 Hideki KOIZUMI, 〒162-0062　東京都新宿区河田町8-1　東京女子医科大学眼科

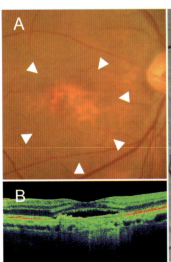
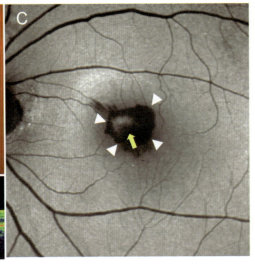

図 1.
典型 AMD (Type 2 CNV)
眼底写真(A)では網膜下出血(白矢頭)に囲まれた type 2 CNV(黄矢印)を認める. OCT(B)では CNV(黄矢印)がRPEを超えて感覚網膜下まで進展しているのが確認できる. FAF(C)ではCNV本体は低蛍光を,辺縁部は部分的に過蛍光を伴っており,反応性に増殖したRPE細胞と考えられる. また網膜下出血によりブロックされている範囲は低蛍光を呈するため本症例ではCNVの輪郭を把握することは困難である.

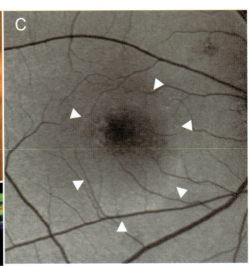

図 2.
典型 AMD (Type 1 CNV)
眼底写真(A)では中心窩を含むSRD(白矢頭)を認める. OCT(B)ではSRDと平坦なRPEの隆起の下にCNVを認めている. FAF(C)ではSRD(白矢頭)は全体的に淡い過蛍光を,CNV本体は境界不明瞭,不均一な低蛍光を呈している.

出血を伴うことが多く, OCT で CNV 自体を明瞭に判別することは困難である. FAF では CNV は低蛍光を呈し, 周囲には過蛍光所見を伴うことがある. これは RPE の囲い込みによる増殖に伴う所見と考えられており[4], これらの所見により CNV の部位や範囲をある程度推測することが可能である. しかし網膜下出血を伴う場合は出血範囲が蛍光ブロックにより低蛍光を呈するため, CNV の輪郭が不明瞭となり, CNV 自体を明瞭に判別することは困難である.

2. Type 1 CNV(図 2)

Type 1 CNV は OCT ではブルッフ膜と平行に層状平坦な RPE の隆起を認め, その内部は CNV に伴う中等度反射塊として観察される. FAF では境界不明瞭, 不均一な低蛍光を呈することが多い. これは RPE の下に位置する CNV により, 続発的に RPE 障害をきたしているためと考えられている. また周囲の漿液性網膜剥離(SRD)は発症初期では網膜下液にブロックされるため低蛍光を呈する. その後, 経過とともに SRD 全体が淡い過蛍光を呈するようになるが, これは視細胞外節を貪食したマクロファージなどによって代謝されたリポフスチンの中間代謝産物が剥離内に拡散することが原因[5]と考えられている.

PCV(図 3〜5)

PCV は眼底検査で橙赤色隆起病巣を認める. インドシアニングリーン蛍光眼底造影(ICGA)所見では, 異常血管網と先端のポリープ状病巣として描出され, 診断に非常に重要である. また OCT

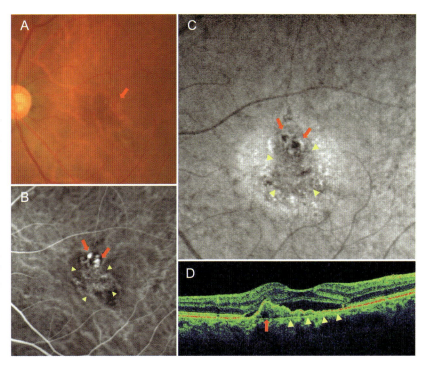

図 3.
PCV
眼底写真(A)ではポリープ状病巣が橙赤色隆起病変(赤矢印)として観察される．ICGA(B)ではポリープ状病巣(赤矢印)および異常血管網(黄矢頭)を認める．FAF(C)ではポリープ状病巣は境界明瞭な低蛍光を呈し，その周囲には過蛍光リング(赤矢印)を伴っている．異常血管網は境界不明瞭，不均一な低蛍光(黄矢頭)を呈している．OCT(D)では中心窩に異常血管網を示す double layer sign(黄矢頭)と，それに連なるポリープ状病巣(赤矢印)を認める．

図 4.
PCV およびその僚眼
眼底写真(A)で認める橙赤色隆起病変として観察されるポリープ状病巣は FAF(B)では過蛍光リングを伴っている．同症例の未発症僚眼の眼底写真(C)では特に目立った変化は認めないが，FAF(D)では低蛍光域(白点円内)を多数認める．無症候性の RPE 障害と考えられる．

ではポリープ状病巣は急峻な RPE の隆起性変化として，また異常血管網は RPE およびその下方のブルッフ膜による高反射の 2 層化(double layer sign)[6]として観察されることが多い．FAF ではポリープ状病巣は境界明瞭，均一な低蛍光を，異常血管網は境界不明瞭，不均一な低蛍光を呈する．ポリープ状病巣を示す境界明瞭，均一な低蛍光は PCV の約 8 割に認められ，その周囲にはリング状の過蛍光を伴う症例が多い．また PCV においては黄斑部以外の部位や未発症僚眼にも低蛍光部位が存在し，その頻度は典型 AMD に比べて多く，PCV は両眼に無症候性に広範な RPE 障害を伴いやすい[7]と考えられる．

現在，PCV 治療は血管内皮増殖因子(VEGF)阻

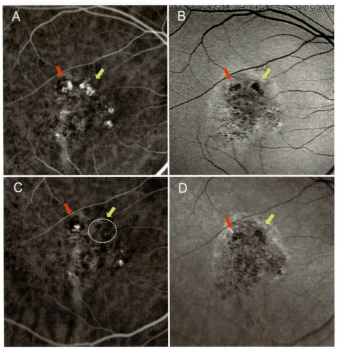

図 5.
PCV の治療前後での変化
ICGA(A)で異常血管網とポリープ状病巣(赤,黄矢印)を認める.FAF(B)ではポリープ状病巣は境界明瞭な低蛍光を呈し,その周囲には過蛍光リングを伴っている(赤,黄矢印).治療後,ICGA(C)にてポリープ状病巣の縮小(赤矢印)および閉塞(黄矢印)が確認でき,FAF(D)では過蛍光リングの不鮮明化(赤矢印)および消失(黄矢印)を認めている.

害薬および光線力学的療法(PDT)が中心である.それらの治療により,ICGA にてポリープ状病巣が退縮,閉塞するに伴い,FAF でポリープ状病巣の周囲に認めた過蛍光リングも消失する傾向が示されており[8],FAF はポリープ状病巣の閉塞を非侵襲的に評価できる可能性がある.

RAP(図 6,7)

RAP は眼底所見では黄斑部に多発性の軟性ドルーゼンを有している症例が多く,網膜内の新生血管を反映して網膜浅層に小出血を認めることが特徴である.OCT では疾患の進行段階によって所見は異なり,軽度の網膜浮腫のみから進行に伴い,網膜内新生血管が明瞭な高反射像として描出され,網膜色素上皮剝離(PED)が認められるようになり,最終的には網膜内の新生血管が RPE の断裂部位を通って CNV と吻合する所見が描出される.

RAP は他の AMD に比べ予後不良な病型であるが,その理由の 1 つに,治療経過中に他の AMD と比べ,地図状萎縮の拡大を認めることが要因として挙げられる[9].FAF では地図状萎縮が境界明瞭,均一な低蛍光領域として観察されることから,その存在の把握,拡大をモニタリングする手段として FAF は非常に有効である.

AMD に伴う特徴的な所見

1.RPE 裂孔(図 8)

AMD では自然経過中あるいは,VEGF 阻害薬および PDT などの治療後に RPE 裂孔を生じることがあり,特に大きな PED を伴う症例への治療には注意が必要である[11].RPE 裂孔を生じた部位では正常な RPE が欠損しているため,脈絡膜の透見性が増大し,OCT では RPE に伴う高反射ラインの欠損を認める.FAF では,RPE がローリングした結果,重層化した部位は周辺の蛍光輝度と比較してやや過蛍光を,RPE が欠損した部位は境界明瞭な低蛍光を呈するため,FAF は RPE 裂孔の診断に最も有用な検査である.

2.黄斑下血腫(図 9)

AMD では CNV の破綻に伴い,RPE 下,網膜下に出血が起こり突然の視力低下をきたす黄斑下血腫を認める場合がある.特に網膜下出血は RPE と感覚網膜下の間に出血が存在するため,FAF ではブロックに伴う低蛍光を呈する.しかしヘモグロビンの性状の変化に伴い,自発蛍光所見が変化し,器質化した出血は部分的に過蛍光を呈する.網膜下出血部の蛍光は時間経過とともに変化する

図 6.
RAP
眼底写真(A)では多数の軟性ドルーゼン，中心窩にPEDを認める．出血ははっきりしない．ICGA(B)後期では異常血管がhot spot(赤矢印)を呈し，FAF(C)では異常血管は低蛍光，OCT(D)ではRPEの裂隙として観察される．またFAFでは嚢胞に一致して境界明瞭な過蛍光(黄矢印)を呈しており，OCTで嚢胞様黄斑浮腫(黄矢印)を認める．

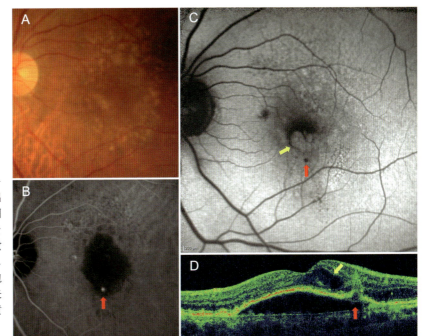

図 7.
RAP治療中の地図状萎縮の拡大
発症時の眼底写真(A)では多数の軟性ドルーゼンおよびその周囲に小さな白点状沈着物(reticular pseudodrusen)を認める．FAF(B)ではreticular pseudodrusenは低蛍光点として観察される[10]．初診時FAFではわずかにRPE萎縮を示す，低蛍光領域(白矢印)を認めるのみである．治療開始1年後のカラー写真(C)およびFAF(D)では少し低蛍光領域の拡大(白矢印)を認めている．治療開始4年後の眼底写真(E)では軟性ドルーゼンの数は著明に減少しており，FAF(F)にて低蛍光領域の著明な拡大(白矢印)を認め，地図状萎縮の進行を認めている．

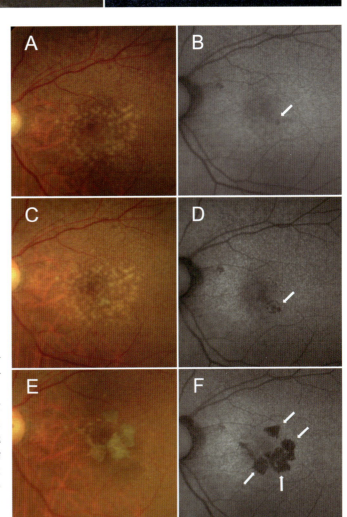

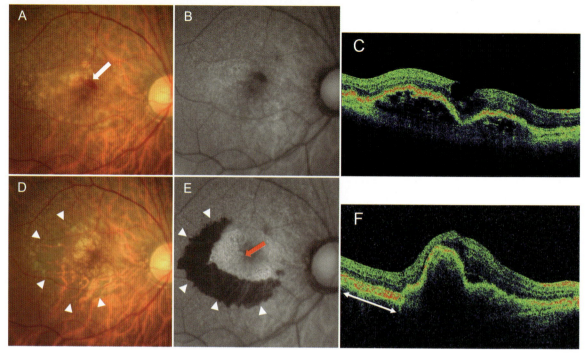

図 8. RAP の治療中に発生した RPE tear
眼底写真(A)では網膜内に小出血(白矢印),軟性ドルーゼンおよびその周囲に reticular pseudodrusen を多数認め,FAF(B)では低蛍光点として認められる.OCT(C)では PED および囊胞様黄斑浮腫を認めている.治療後の眼底写真(D)では脈絡膜の透見性が増大している,境界明瞭な領域(矢頭)を認め,FAF(E)にて低蛍光を呈する RPE tear を認める.RPE がローリングした部分(赤矢印)はやや過蛍光を呈する.OCT(F)では RPE の高反射ラインが欠損している(矢印範囲)のが確認できる.

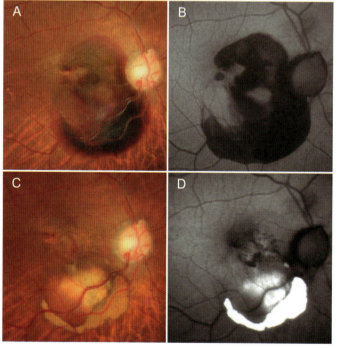

図 9.
PCV に合併した網膜下出血
眼底写真(A)では黄斑部を中心に広範囲の網膜下出血を認め,FAF(B)では網膜下出血の範囲と一致して低蛍光を呈している.これは RPE 由来の自発蛍光をブロックするためと考えられる.3 か月後の眼底写真(C)では下方に器質化した網膜下出血を認め,FAF(D)では自発過蛍光を呈するようになる.

ので注意が必要である．

おわりに

本邦において，FAFは2012年から保険適応となり，さまざまな網膜疾患に対し臨床応用が盛んに行われている．特にAMDに関してはその病態とRPEとの非常に強い関係から，実臨床においても，非侵襲的に簡便に行える有用な検査となっている．

本稿では触れなかったが，撮影機器の種類に伴う励起波長の差などからFAF所見が変化するため，解釈には注意を要する場合があるが，今後の研究の発展に伴い，AMD診療におけるFAF検査の価値はますます高まっていくと期待される．

文献

1) Takahashi K, Ishibashi T, Ogura Y, et al: Classification and diagnostic criteria of age-related macular degeneration. Nihon Ganka Gakkai Zasshi, **112**(12): 1076-1084, 2008.
2) Takahashi K, Ogura Y, Ishibashi T, et al: Treatment guidelines for age-related macular degeneration. Nihon Ganka Gakkai Zasshi, **116**(12): 1150-1155, 2012.
3) Gass JD: Biomicroscopic and histopathologic considerations regarding the feasibility of surgical excision of subfoveal neovascular membranes. Am J Ophthalmol, **118**(3): 285-298, 1994.
4) Shiraga F, Shiragami C, Matsuo T, et al: Identification of ingrowth site of idiopathic subfoveal choroidal neovascularization by indocyanine green angiography. Ophthalmology, **107**(3): 600-607, 2000.
5) Spaide R: Autofluorescence from the outer retina and subretinal space: hypothesis and review. Retina, **28**(1): 5-35, 2008.
6) Sato T, Kishi S, Watanabe G, et al: Tomographic features of branching vascular networks in polypoidal choroidal vasculopathy. Retina, **27**(5): 589-594, 2007.
7) Yamagishi T, Koizumi H, Yamazaki T, et al: Fundus autofluorescence in polypoidal choroidal vasculopathy. Ophthalmology, **119**(8): 1650-1657, 2012.
8) Yamagishi T, Koizumi H, Yamazaki T, et al: Changes in fundus autofluorescence after treatments for polypoidal choroidal vasculopathy. Br J Ophthalmol, **98**(6): 780-784, 2014.
9) McBain VA, Kumari R, Townend J, et al: Geographic atrophy in retinal angiomatous proliferation. Retina, **31**(6): 1043-1052, 2011.
10) Ueda-Arakawa N, Ooto S, Nakata I, et al: Prevalence and genomic association of reticular pseudodrusen in age-related macular degeneration. Am J Ophthalmol, **155**(2): 260-269. e262, 2013.
11) Chan CK, Abraham P, Meyer CH, et al: Optical coherence tomography-measured pigment epithelial detachment height as a predictor for retinal pigment epithelial tears associated with intravitreal bevacizumab injections. Retina, **30**(2): 203-211, 2010.

◎特集／眼底自発蛍光フル活用

萎縮型加齢黄斑変性と眼底自発蛍光

篠島亜里*

Key Words: 萎縮型加齢黄斑変性(dry age-related macular degeneration), 光干渉断層計(optical coherence tomography；OCT), 近赤外光自発蛍光(near-infrared autofluorescence；NIR-AF), 短波長自発蛍光(short wavelength autofluorescence), 地図状萎縮(geographic atrophy)

Abstract: 加齢黄斑変性は，萎縮型と滲出型の2つの病型に分けられる．滲出型は抗VEGF療法が現在最も標準的な治療とされている．一方，萎縮型では，有効な治療法が現時点ではなく，経過観察が主となる．萎縮型加齢黄斑変性では地図状萎縮が時間とともに拡大していく．萎縮部の観察には，非侵襲的な自発蛍光検査が有用である．近年では青色～青緑色光の励起波長に対する自発蛍光だけでなく，近赤外光が励起波長の自発蛍光も撮影可能となっている．本稿ではこの2種類の自発蛍光の萎縮型加齢黄斑変性の所見を紹介する．

はじめに

眼底自発蛍光(fundus autofluorescence；FAF)は，蛍光物質を静脈注射せずに，眼底自体が発する蛍光を画像化したものであり，2012年4月に保険収載されている．

FAFには，短波長(青色～青緑色光)を励起波長とする撮影法[1]と，長波長(近赤外光)を励起波長とする near-infrared FAF の撮影法がある[2]．

短波長のものでは撮影時の羞明感があるが，長波長のものでは羞明感を感じにくい．また，フルオレセイン蛍光造影に比べて撮影時間が短く，低侵襲であることが利点である．

短波長(青色～青緑色光)を励起波長とする撮影法

網膜色素上皮(RPE)のリポフスチン蓄積は，視細胞外節の消化不良による産物と考えられている．RPE 内のリポフスチンに由来する自発蛍光の主な源が A2E という物質であるが，A2E の前駆物質である A2PE や，さらにその前駆物質の dihydro-A2PE，視覚サイクルを構成する全トランスレチナールなど，視細胞外節に存在するこれらA2E に至る中間代謝物質も自発蛍光を発する[3]．

A2E などのリポフスチンの化合物は正常な RPE に対して毒性を持つことが実験からわかっている．A2E が蓄積する黄斑変性疾患にスタルガルト病があり，色素上皮の萎縮を主病態とすることからも，A2E の光毒性を含む細胞障害性が示唆される[3,4]．

RPE においては，軽度の障害が過蛍光，RPE が萎縮している部位は低蛍光となる．リポフスチンの RPE への蓄積は眼底周辺部よりも後極部で豊富であるため，後極部で自発蛍光の輝度が高い．しかし，中心窩は暗く描出され，周辺部へ行くにつれ淡く蛍光の輝度が増してくる．その主な理由として，①神経網膜内にある黄斑色素の影響，②黄斑部の RPE に豊富に存在するメラニン色素による減弱，③杆体細胞より自発蛍光の弱い錐体が黄斑に多く存在する，ということが挙げられる．

---

* Ari SHINOJIMA, 〒101-8309 東京都千代田区神田駿河台 1-6 日本大学視覚科学系眼科学分野, 助教

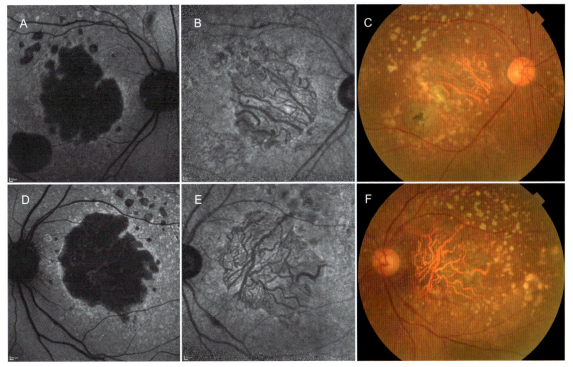

図 1. 萎縮型加齢黄斑変性の眼底自発蛍光所見
短波長(青色～青緑色光)を励起波長とする眼底自発蛍光では,網膜色素上皮の萎縮に伴い,低蛍光がみられる(A,D).一方,長波長(近赤外光)を励起波長とする near-infrared 眼底自発蛍光で撮影すると,萎縮型加齢黄斑変性の萎縮部位の範囲内では,眼底写真(C,F)以上に,脈絡膜血管を鮮明に見ることができる(B,E).

また,加齢とともにリポフスチンは RPE 内に蓄積され,FAF の輝度は増す[5].量的な自発蛍光は,白人では高く,黒人やアジア人では低いと言われている[6].また,FAF では網膜血管は血液内のヘモグロビンによりブロックされ暗く描出される.乳頭ではそもそも蛍光物質がないため,暗く描出される.

加齢性の臨床所見として重要な軟性ドルーゼンは,FAF で必ずしも異常を呈することはなく,ドルーゼン直上の RPE の状態によっても FAF 所見は異なる(図1).

地図状萎縮は萎縮型 AMD の晩期の病態である.最初は中心窩近傍から,次第に周辺へと病巣は広がっていく.キサントフィルの保護効果によるのか,中心窩は回避されて保たれることもある[7][8].萎縮型 AMD の地図状萎縮では周囲に過蛍光がみられる.萎縮の拡大が進行中の兆候で,萎縮の拡大が停止した状態ではみられない[9].地図状萎縮の部位は,病理組織学的には,視細胞・RPE・脈絡毛細血管板の組織の萎縮・細胞死と考えられている[10][11].

萎縮部位そのものは RPE 欠失すなわち自発蛍光物質の欠失があるために,FAF 検査における低蛍光所見は,萎縮部位の同定に有用である.AMD に伴う萎縮部位のある眼において,萎縮部と正常部のコントラストは明瞭である.網膜血管は萎縮部位とほぼ同じ蛍光輝度なので,それを目印として,自動的に萎縮部位の面積を測定し,サブトラクション法にて萎縮部位の進行の度合いを評価する有用なソフトも存在する[12][13].

また,萎縮部位は絶対暗点または比較暗点と一致するが,中心を回避すれば視力は保持される[14][15].FAF と視野検査を組み合わせると,正常の背景蛍光と比べて萎縮境界部の蛍光の増加した部位は有意に網膜感度が低下しており[16],錐体機能より,特に杆体機能の低下が報告されている[17].

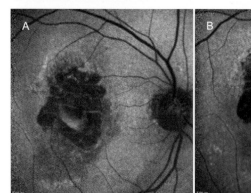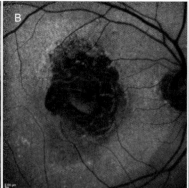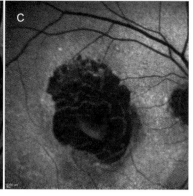

図 2. 地図状萎縮部位の眼底自発蛍光の経時変化
短波長(青色～青緑色光)を励起波長とする眼底自発蛍光で経過を追った症例である.B は A の 2 年後に撮影されたものであり,C は A の 4 年後に撮影されたものである.地図状萎縮部位は低蛍光領域として観察され,萎縮の拡大が徐々にみられる.

地図状萎縮周囲の異常 FAF の分類

FAM(fundus autofluorescence in age-related macular degeneration)スタディは以下のように地図状萎縮周囲の異常 FAF を分類している[18].

萎縮領域に隣接して過蛍光がない"none",萎縮領域に隣接して過蛍光があり,萎縮領域の境界にのみ隣接している"focal","banded","patchy",萎縮領域の境界だけでなくどこにでもある"diffuse"がある.最後の"diffuse"パターンについては,さらに"reticular","branching","fine granular","fine granular with peripheral punctate"のサブパターンに分けられている.

地図状萎縮の進行の評価について

萎縮部位の面積が大きいほど,その後の萎縮拡大の面積は大きい傾向がある.また,萎縮の拡大を認める症例は,その後の経過観察においても同じような拡大傾向を認めるとの報告がある[19].当施設の地図状萎縮が拡大した症例を図 2 に示す.

長波長(近赤外光)を励起波長とする撮影法

酸化メラニンやメラノリポフスチンの化合物は近赤外光を励起波長とする FAF において過蛍光が観察される(図 1-B,E)[2].

萎縮部位での評価については,所見が意味する病態に関してわかっていないことが多いため,今後の研究が大いに期待される.

おわりに

今後,励起光やフィルターの波長を改良することで,より鮮明な所見が得られ,新しい所見が得られる可能性がある.近赤外光はメラニンの発する蛍光を捉えたものであり,まだ画像上わかっていないことも多く,今後の研究によって解明されることが大いに期待される装置である.病態生理学的な仕組みは完全には理解されていないが,病巣の状態により蛍光が変化することで,他の検査では得られない情報が得られ,病期や進行のリスクを判定できる可能性がある.

撮影に時間がかからず,得られる情報は多いので,ますます臨床に役立つことが期待される.

文 献

1) Schmitz-Valckenberg S, Holz FG, Bird AC, et al：Fundus autofluorescence imaging：review and perspectives. Retina, **28**：385-409, 2008.
2) Keilhauer CN, Delori FC：Near-infrared autofluorescence imaging of the fundus：visualization of ocular melanin. Invest Ophthalmol Vis Sci, **47**：3556-3564, 2006.
3) Bui TV, Han Y, Radu RA, et al：Characterization of native retinal fluorophores involved in biosynthesis of A2E and lipofuscin-associated retinopathies. J Biol Chem, **281**：18112-18119, 2006.
4) Charbel Issa P, Barnard AR, Singh MS, et al：Fundus autofluorescence in the Abca4 (-/-) mouse model of Stargardt disease-correlation

with accumulation of A2E, retinal function, and histology. Invest Ophthalmol Vis Sci, **54**：5602-5612, 2013.
5) Delori FC, Goger DG, Dorey CK：Age-related accumulation and spatial distribution of lipofuscin in RPE of normal subjects. Invest Ophthalmol Vis Sci, **42**：1855-1866, 2001.
6) Greenberg JP, Duncker T, Woods RL, et al：Quantitative fundus autofluorescence in healthy eyes. Invest Ophthalmol Vis Sci, **54**：5684-5693, 2013.
7) Sunness JS：The natural history of geographic atrophy, the advanced atrophic form of age-related macular degeneration. Mol Vis, **5**：25, 1999.
8) Schatz H, McDonald HR：Atrophic macular degeneration. Rate of spread of geographic atrophy and visual loss. Ophthalmology, **96**：1541-1551, 1989.
9) Hwang JC, Chan JW, Chang S, et al：Predictive value of fundus autofluorescence for development of geographic atrophy in age-related macular degeneration. Invest Ophthalmol Vis Sci, **47**：2655-2661, 2006.
10) Sarks JP, Sarks SH, Killingsworth MC：Evolution of geographic atrophy of the retinal pigment epithelium. Eye(Lond), **2**(Pt 5)：552-577, 1988.
11) Sarks SH：Ageing and degeneration in the macular region：a clinico-pathological study. Br J Ophthalmol, **60**：324-341, 1976.
12) Deckert A, Schmitz-Valckenberg S, Jorzik J, et al：Automated analysis of digital fundus autofluorescence images of geographic atrophy in advanced age-related macular degeneration using confocal scanning laser ophthalmoscopy (cSLO). BMC Ophthalmol, **5**：8, 2005.
13) Schmitz-Valckenberg S, Jorzik J, Unnebrink K, et al：Analysis of digital scanning laser ophthalmoscopy fundus autofluorescence images of geographic atrophy in advanced age-related macular degeneration. Graefes Arch Clin Exp Ophthalmol, **240**：73-78, 2002.
14) Sunness JS, Bressler NM, Maguire MG：Scanning laser ophthalmoscopic analysis of the pattern of visual loss in age-related geographic atrophy of the macula. Am J Ophthalmol, **119**：143-151, 1995.
15) Sunness JS, Applegate CA, Haselwood D, et al：Fixation patterns and reading rates in eyes with central scotomas from advanced atrophic age-related macular degeneration and Stargardt disease. Ophthalmology, **103**：1458-1466, 1996.
16) Schmitz-Valckenberg S, Bültmann S, Dreyhaupt J, et al：Fundus autofluorescence and fundus perimetry in the junctional zone of geographic atrophy in patients with age-related macular degeneration. Invest Ophthalmol Vis Sci, **45**：4470-4476, 2004.
17) Scholl HP, Bellmann C, Dandekar SS, et al：Photopic and scotopic fine matrix mapping of retinal areas of increased fundus autofluorescence in patients with age-related maculopathy. Invest Ophthalmol Vis Sci, **45**：574-583, 2004.
18) Bindewald A, Schmitz-Valckenberg S, Jorzik JJ, et al：Classification of abnormal fundus autofluorescence patterns in the junctional zone of geographic atrophy in patients with age related macular degeneration. Br J Ophthalmol, **89**：874-878, 2005.
Summary 地図状萎縮の境界部の自発蛍光所見を詳細に分類した論文.
19) Sunness JS, Margalit E, Srikumaran D, et al：The long-term natural history of geographic atrophy from age-related macular degeneration：enlargement of atrophy and implications for interventional clinical trials. Ophthalmology, **114**：271-277, 2007.
Summary 地図状萎縮の進行について記した論文.

好評書籍

今さら聞けない！

小児のみみ・はな・のど診療 Q&A

Ⅰ、Ⅱ巻同時発売

子どもを診る現場で必携！

編集
加我君孝
（国際医療福祉大学言語聴覚センター長）
山中 昇
（和歌山県立医科大学 教授）

子どもの「みみ・はな・のど」を、あらゆる角度から取り上げた必読書！
臨床・研究の現場ならではの「今さら聞けない」129の疑問に、最新の視点からQ&A形式で答えます。

Ⅰ，Ⅱ巻とも
B5判　252頁　定価（本体価格5,800円＋税）
2015年4月発行

Ⅰ巻

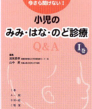

A. 一般
エビデンス、メタアナリシス、システマティックレビュー、ガイドラインの違いがよくわかりません／エビデンスのない診療はしてはダメですか？　ほか
B. 耳一般
子どもの耳のCTの被曝量は許容範囲のものですか？何回ぐらい撮ると危険ですか？MRIには危険はないのですか？／小耳症はどう扱えば良いですか？　ほか
C. 聴覚
新生児聴覚スクリーニングとは何ですか？／精密聴力検査とは何ですか？／聴性脳幹反応（ABR）が無反応の場合の難聴は重いのですか？　ほか
D. 人工内耳・補聴器
幼小児の補聴器はどのようにすれば使ってもらえますか？／幼小児の人工内耳でことばも音楽も獲得されますか？　ほか
E. 中耳炎
耳痛と発熱があったら急性中耳炎と診断して良いですか？／急性中耳炎と滲出性中耳炎の違いは何ですか？／鼻すすりは中耳炎を起こしやすくしますか？／急性中耳炎はほとんどがウイルス性ですか？／急性中耳炎の細菌検査で，鼻から採取した検体は有用ですか？　ほか

Ⅱ巻

F. 鼻副鼻腔炎・嗅覚
鼻出血はどのようにして止めたら良いですか？／鼻アレルギーと喘息との関連を教えて下さい．ARIAとは何ですか？／副鼻腔は何歳頃からできるのですか？　ほか
G. 咽頭・扁桃炎
扁桃は役に立っているのですか？／扁桃肥大は病気ですか？　ほか
H. 音声・言語
"さかな"を"たかな"や，"さしすせそ"を"たちつてと"と発音するなど，さ行を正しく言えない場合はどのように対応すべきですか？　ほか
I. めまい
子どもにもメニエール病やBPPVはありますか？／先天性の三半規管の機能低下で運動発達は遅れますか？　ほか
J. いびき・睡眠時無呼吸・呼吸・気道
睡眠時無呼吸症候群は扁桃やアデノイドを手術で摘出すると改善しますか？　ほか
K. 感染症
子どもの鼻には生まれつき細菌がいるのですか？／抗菌薬治療を行うと鼻の常在菌は変化するのですか？／耳や鼻からの細菌検査はどのようにしたら良いですか？　ほか
L. 心理
学習障害はどのような場合に診断しますか？　ほか

全日本病院出版会
〒113-0033　東京都文京区本郷3-16-4　Tel:03-5689-5989
http://www.zenniti.com　Fax:03-5689-8030
お求めはお近くの書店または弊社ホームページまで！

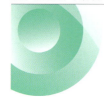

◎特集/眼底自発蛍光フル活用

強度近視眼における眼底自発蛍光の応用

石田友香[*1]　大野京子[*2]

Key Words : 強度近視(pathologic high myopia), 眼底自発蛍光(fundus autofluorescence), 網脈絡膜萎縮病巣(chorioretinal atrophy), laquer crack lesion, radial tract

Abstract : 眼底自発蛍光は非侵襲的に眼底を評価することができ，近年，強度近視眼の網脈絡膜病変の観察にも応用されている．ここでは，50°カメラによる後極病変の観察と，広角カメラによる後部ぶどう腫より周辺側にみられる病変について解説する．後極病変として，特に近視性脈絡膜新生血管の退縮後の徐々に広がる萎縮病巣，laquer crack lesionのように豹紋状眼底ではわかりにくい病変も自発蛍光では観察しやすい．また単純出血の消失後の視力低下の評価に，眼底自発蛍光が役立つことがあり，単純出血後に経過を自発蛍光で追うことは有用である．後部ぶどう腫周辺側の自発蛍光変化として，我々はぶどう腫辺縁から重力に逆らい上方に伸びている帯状の自発蛍光変化をradial tractと名付けて報告したので，ここに紹介した．強度近視眼において，眼底自発蛍光像は日常診療に役立つツールと思われる．

はじめに

眼底自発蛍光は，主に自発蛍光物質であるリポフスチンから生じる自発蛍光を画像化したものである．通常，脱落した視細胞外節を網膜色素上皮細胞が貪食しライソソーム内で代謝分解されるが，分解しきれなかったものがリポフスチンとして網膜色素上皮細胞内に蓄積する．よって，眼底の低自発蛍光は網膜色素上皮細胞の萎縮による網膜色素細胞内のリポフスチン濃度の低下や，網膜色素上皮上の出血や線維化によるブロックなどによって生じる．一方，高自発蛍光は視細胞外節の脱落の増加や網膜色素上皮細胞の代謝分解能低下による網膜色素上皮細胞でのリポフスチンの蓄積増加を示す．代謝前の視細胞外節には自発蛍光物質が含まれており，古くなった漿液性網膜剝離も高自発蛍光を示す．同様に古い網膜下出血やドルーゼン，悪性腫瘍上のリポフスチン貪食細胞などの蓄積も高自発蛍光を示す[1]．

近年，広角で眼底自発蛍光を撮影することも可能となり，強度近視眼における新たな病態発見にもつながっている[2,3]．

ここでは，従来の50°カメラで撮影する後極部の網脈絡膜萎縮像，広角カメラで撮影した周辺部病変について紹介する．

網脈絡膜萎縮

強度近視眼における網脈絡膜萎縮には，斑状の限局性萎縮病変とびまん性萎縮病変がある．限局性萎縮病変は，視細胞外節も網膜色素上皮細胞も萎縮するために，境界明瞭な低蛍光を呈する(図1)．また，びまん性萎縮はさまざまな所見を呈するが，点状に低蛍光を示すことが多い[4]．

また，強度近視眼においては，脈絡膜新生血管退縮後にその周囲に網脈絡膜萎縮が発生，拡大し，長期的な視力予後不良の原因となりうる．この萎縮も境界明瞭な低自発蛍光を呈する(図2)．脈絡

[*1] Tomoka ISHIDA, 〒113-8519 東京都文京区湯島1-5-45 東京医科歯科大学眼科
[*2] Kyoko OHNO, 同, 教授

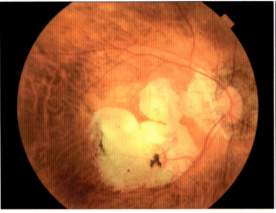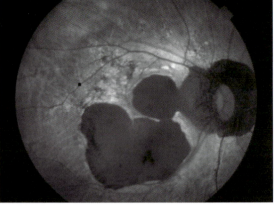

図 1. 限局性萎縮病変
下方アーケード血管に沿った限局性萎縮病変は，境界明瞭な低自発蛍光を示す．

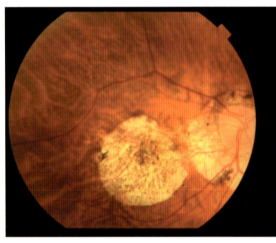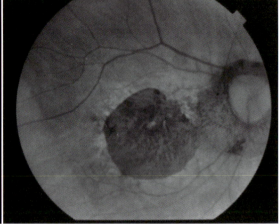

図 2. 脈絡膜新生血管退縮後の萎縮病変
境界鮮明な萎縮の中央に色素沈着があり，脈絡膜新生血管の生じていた部位が示されている．その萎縮は，境界鮮明な低自発蛍光で示されている．

膜新生血管退縮後の網脈絡膜萎縮の評価には，眼底自発蛍光が非常に有用である[4]．

Lacquer crack lesion

Lacquer crack lesion は，ブルッフ膜の断裂であるため，その上の網膜色素上皮細胞の萎縮により線状低蛍光を示す(図3)．強度近視眼では豹紋状眼底のため，肉眼的に観察するとわかりにくい場合もある．眼底自発蛍光を用いて観察すると，laquer crack lesion は判定しやすく，その広がりや，新たな出現の評価に適している[4]．

単純型黄斑出血

単純型黄斑出血はブルッフ膜の lacquer crack が形成される際に，ブルッフ膜の断裂に伴って脈絡膜毛細血管が障害されて生じる出血である．視力予後は一般的には良好とされており，眼底自発蛍光像も出血によるブロックでの低自発蛍光も出血消退に伴い正常に戻る場合が多い．しかし，一部に視力低下や歪視をきたす症例もあり，そのような症例では，出血が消退したあとの黄斑部に判で押したような低自発蛍光像を呈することがある(図4)[5]．

後部ぶどう腫辺縁の周辺部変化

強度近視は，後部ぶどう腫が深く，広い場合が多く，そのような場合には50°のカメラでは撮影範囲にその辺縁が入らないことがある．広角カメ

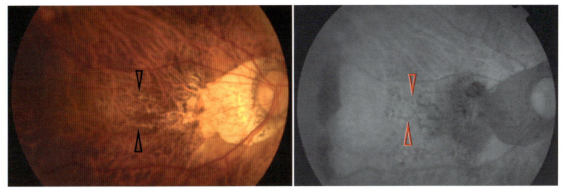

a | b

図 3. Lacquer crack lesion
カラー写真(a)で，黒い矢頭で示した lacquer crack lesion は，自発蛍光(b)では，赤い矢頭で示すように線状の低自発蛍光を示す．

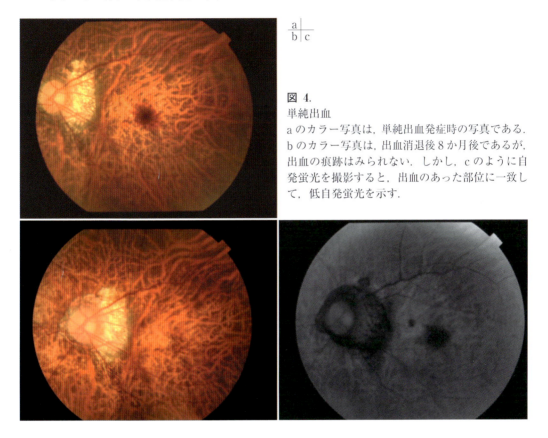

a
b | c

図 4.
単純出血
a のカラー写真は，単純出血発症時の写真である．b のカラー写真は，出血消退後 8 か月後であるが，出血の痕跡はみられない．しかし，c のように自発蛍光を撮影すると，出血のあった部位に一致して，低自発蛍光を示す．

ラで撮影した偽カラー写真や眼底自発蛍光は，その評価に適している．広角カメラで撮影し，ぶどう腫辺縁から上方または上側方周辺に，重力に反して延びる帯状病変(radial tract)が眼底自発蛍光により明らかになった(図 5)[3]．後部ぶどう腫の辺縁は，半数弱において自発蛍光変化(低自発蛍光または高自発蛍光)がみられる[6]．この radial tract は，ぶどう腫辺縁の一部が明らかに自発蛍光で変化している部分から伸びており，それらを

3D MRI で観察すると，ぶどう腫の辺縁の立ち上がりが急峻になっていることから，ぶどう腫辺縁の角度の急な部位における病変であると推察された．OCT と自発蛍光所見より，我々はこの所見はぶどう腫辺縁の網膜色素上皮細胞障害による網膜下液が周辺に拡散して生じたものと考えた．ぶどう腫の辺縁が立ち上がり急峻であり，網脈絡膜への機械的な進展が網膜色素上皮障害を生じると考えられるが，なぜ重力に反して広がるのかは不明

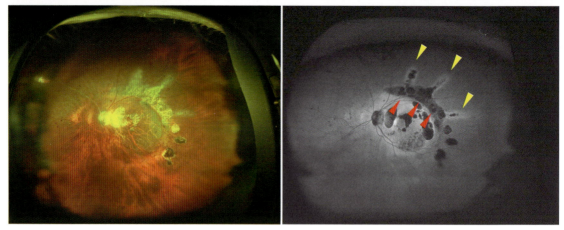

図 5. Radial tract　　　　　　　　　　　　　　　　　　　　　　　　　　　　　　a|b
a は広角カメラで撮影した偽カラー写真，b は自発蛍光．赤い矢頭で示すように，ぶどう腫の辺縁は急峻な部分のみ自発蛍光変化が出ている．その周辺部側に黄色の矢頭で示すように，radial tract が重力に逆らって生じている．

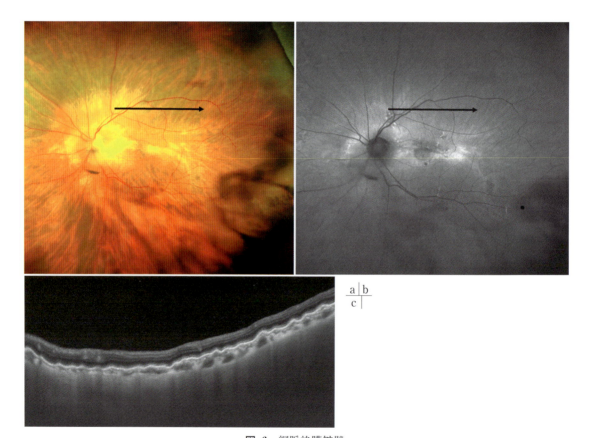

a|b
c|

図 6. 網脈絡膜皺襞
図5と同様の広角カメラによる撮影写真．偽カラー写真(a)でも自発蛍光(b)でもぶどう腫の周辺部の皺病変が描出されている．この部位の OCT を c に示したが，網膜色素上皮細胞と網膜が波うっている様子がわかる．

である.

その他に,そのような部分的に角度が急なぶどう腫辺縁において,網脈絡膜皺襞が生じているのも観察されている[2].皺襞部分は網膜色素上皮細胞がその凹凸に伴い高自発蛍光と低自発蛍光の縞模様を呈することがあり,自発蛍光で観察しやすい(図6).このようなぶどう腫辺縁は,前述の放射状病変と同様に自発蛍光変化を伴っており,3D MRI で観察すると,その部分は急峻な角度のぶどう腫縁を示す.この皺襞に放射状病変が合併することもあり,皺襞も急峻に立ち上げるぶどう腫辺縁における網膜色素上皮細胞や網脈絡膜への機械的伸展が原因と思われる.

おわりに

強度近視眼は,肉眼所見やカラー眼底写真が,その豹紋状眼底やびまん性萎縮などの影響によりわかりにくいことがある.しかし,新生血管退縮後萎縮のように自発蛍光による眼底評価が可能となったことで,より視力低下の原因評価が正確にできるようになっている.眼底自発蛍光のような機能的眼底評価と OCT や造影検査などの構造的眼底評価の組み合わせにより,さらに診断の精度は上がるものと思われる.

また,近年,ぶどう腫の内部のみならず,周辺部の詳細な自発蛍光像を得ることもできるようになったが,日常臨床において,周辺部の撮影の機会が増えることで得られた所見が何を示すのか,病的なものであるのか迷う場合が生じると思われる.今後強度近視眼における周辺部の眼底自発蛍光について,その病態解明が求められており,また逆にそれらが判明するに従って,眼底自発蛍光の強度近視眼における臨床的な重要性は高まっていくと予測される.

文 献

1) Holz FG, Schmitz-Valckenberg S, Spade RF, et al：Atlas of Fundus Autofluorescence Imaging, Springer, 2007.
2) Ishida T, Shinohara K, Tanaka Y, et al：Chorioretinal folds in eyes with myopic staphyloma. Am J Ophthalmol, 2015.[Epub ahead of print]
3) Ishida T, Moriyama M, Tanaka Y, et al：Radial tracts emanating from staphyloma edge in eyes with pathologic myopia. Ophthalmology, **122**(1)：215-216, 2015.
4) 所 敬,大野京子：近視,金原出版,2012.
5) Moriyama M, Ohno-Matsui K, Shimada N, et al：Correlation between visual prognosis and fundus autofluorescence and optical coherence tomographic findings in highly myopic eyes with submacular hemorrhage and without choroidal neovascularization. Retina, **31**(1)：74-80, 2011.
6) Ohno-Matsui K：Proposed classification of posterior staphylomas based on analyses of eye shape by three-dimensional magnetic resonance imaging and wide-field fundus imaging. Ophthalmology, **121**(9)：1798-1809, 2014.

好評書籍

実践アトラス

美容外科注入治療

征矢野進一 著
神田美容外科形成外科医院 院長

2014年9月発行

A4変型判　オールカラー　138頁　定価7,500円＋税

全文献にサマリーがついて活用しやすい！

注入剤の名称・入手方法が一目でわかる一覧表つき！

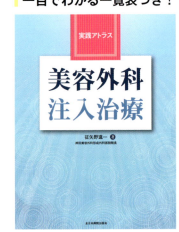

コラーゲン、ヒアルロン酸、ボツリヌストキシン、ハイドロキシアパタイト、PRPなどを用いた美容注入治療は、シワや陥凹など様々な領域で実践されています。臨床応用が始まった当初から現在に至るまで、美容注入治療の分野で30年の経験をもつ著者ならではの知識を余さず紹介した入門書。日々の診療で使用する備品や薬剤、施術方法、実際の症例を多くの写真を用いてわかりやすく解説しています。皮膚科、美容外科、形成外科はもちろん、これから美容注入治療を始めたい医師の方々にも活用しやすい構成です。

目次

Ⅰ．おさえておくべき注入治療の基本知識
　1．各種注入材料の知識
　2．注入治療に用いる物品
　3．注射用針について

Ⅱ．注入治療への準備
　1．注入治療に必要な解剖
　2．マーキング法
　3．麻酔
　4．インフォームドコンセント
　5．施術スケジュール
　6．治療の考え方・コツ

Ⅲ．部位別実践テクニック
　総論：各部位ごとの手技
　1．額
　2．眉間
　3．上眼瞼
　4．目尻
　5．下眼瞼と陥凹
　6．鼻根部
　7．頬
　8．口唇
　9．鼻唇溝
　10．口角
　11．顎
　12．首
　13．隆鼻
　14．傷跡陥凹
　15．多汗症
　16．筋肉縮小

Ⅳ．合併症への対応と回避のコツ，術後定期メンテナンス
　1．共通の合併症
　2．製剤・材料に特有の合併症とその対策
　3．定期メンテナンス

コラム
各製品の入手方法
課金の方法
水光注射
スレッドリフト（糸を用いて顔面のたるみなどを治療する方法）
非吸収性物質について

全日本病院出版会
〒113-0033　東京都文京区本郷 3-16-4　Tel：03-5689-5989
http://www.zenniti.com　Fax：03-5689-8030
お求めはお近くの書店または弊社ホームページまで！

◎特集/眼底自発蛍光フル活用

中心性漿液性脈絡網膜症と眼底自発蛍光

藤田京子*

Key Words : 中心性漿液性脈絡網膜症(central serous chorioretinopathy；CSC), 眼底自発蛍光(short-wave fundus autofluorescence；SW-FAF), 赤外光自発蛍光(near infrared fundus autofluorescence；NIR-FAF), リポフスチン(lipofuscin), 光線力学療法(photodynamic therapy)

Abstract : 中心性漿液性脈絡網膜症(CSC)は脈絡膜血管に異常が生じ, 二次的に網膜色素上皮(RPE)が障害されることによって網膜剥離が生じる. RPE の評価としてフルオレセイン蛍光眼底造影があるが, 検査が侵襲的であり, フルオレセインに対するアレルギーを持つ患者には行えないなど限定的である. 眼底自発蛍光(FAF)は主に RPE のリポフスチンの構成成分である A2E に由来し, 過剰にリポフスチンが蓄積した RPE は過蛍光を, RPE が細胞死の状態になると低蛍光を示すことから, RPE の形態だけでなく代謝機能を非侵襲的に評価できる. CSC の FAF は RPE 内の A2E 由来が主であるが, 視細胞外節内や網膜下液内に存在する A2E 前駆物質にも由来することが明らかにされてきた. また視機能と FAF との関連も明らかにされており, 今後 FAF が予後判定や治療に踏みきるタイミングを計る指標になる可能性が期待されている.

はじめに

中心性漿液性脈絡網膜症(central serous chorioretinopathy；CSC)は 1990 年以降, インドシアニングリーン蛍光造影(indocyanine green angiography；IA)検査の発展により脈絡膜血管異常が疾患の本態であると考えられるようになった[1)2)]. 現在, CSC は一義的に脈絡膜血管の透過性亢進が起こり, その結果, 脈絡膜間質の静水圧が上昇し, 網膜色素上皮(retinal pigment epithelium；RPE)に影響が及び, RPE の脆弱部が破綻することで漿液性網膜剥離(serous retinal detachment；SRD)が生じると推測されている.

眼底自発蛍光(fundus autofluorescence；FAF)は RPE の形態だけでなく機能も評価できる検査方法として注目されており, RPE の状態が予後を左右する一因である本症にとって有用な情報源となりうる. 本稿では CSC でみられる異常 FAF 所見, FAF と視機能との関連, 近赤外光 FAF, 光線力学療法後の FAF の変化について述べる.

中心性漿液性脈絡網膜症でみられる異常蛍光について

FAF を測定する撮影装置には, 共焦点型レーザー走査型検眼鏡と, 眼底カメラ型の主に2つの撮影方法がある. 共焦点走査型は励起光の波長が 488 nm(オプトス 200Tx は 532 nm)であるが, 眼底カメラ型では 560 nm の励起波長が使用されている. 波長や撮影装置によって所見が異なるため読影には注意を要する. なお, 本疾患は経過によって所見が変化するため同一機種での経過観察が望ましい. 以下に CSC でみられる主な FAF 所見を列記する.

1. 低蛍光
a) 発症から間もない時期の SRD

SRD の発症後間もない症例では, SRD の範囲

* Kyoko FUJITA, 〒101-8309 東京都千代田区神田駿河台 1-6 日本大学病院眼科, 診療准教授

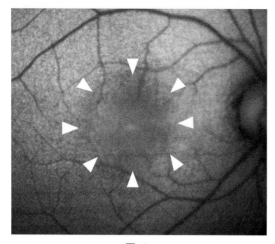

図 1.
漿液性網膜剝離部は蛍光が減弱している(矢頭).

に一致し網膜下液のブロックによる FAF の減弱がみられる(図 1)[3)4)].

b) フルオレセイン蛍光造影(fluorescein angiography;FA)で認められる蛍光漏出点に一致した部位

FA で認められる蛍光漏出点の多くは低蛍光を示す(図 2). 低蛍光は RPE の欠損によると考えられている[5)].

c) RPE の萎縮

SRD が持続すると RPE が萎縮しリポフスチンなどの蛍光物質がなくなるため低蛍光を示す(図 3).

SRD が持続し網膜下液が重力の関係で下方へ移動して貯留し, その領域の RPE が萎縮すると低蛍光になり, 低蛍光を縁どるように過蛍光がみ

られる(図 4).

2. 過蛍光

a) SRD 発症からしばらく経過した SRD 範囲内の過蛍光

SRD は時間の経過とともに網膜剝離部全体が淡い過蛍光を呈する. 淡い均一な過蛍光は網膜下液に遊離した自発蛍光物質が拡散することによると推測される[6)]. また, 剝離網膜裏面の伸長した外節に存在する A2E の前駆物質である A2PE や, A2PE の前駆物質である dihydro-A2PE, all transretinal も蛍光を発するため, それらが発する蛍光で視細胞外節自体も過蛍光となる[7)]. 検眼鏡的に網膜剝離範囲内にみられる黄白色のプレチピテートも過蛍光を呈する(図 5). プレチピテートは剝離網膜裏面, RPE レベルのみならず網膜内にみられ, 視細胞外節を貪食したマクロファージと考えられている[8)9)]. SRD が持続すると SRD 内の自発蛍光強度が不均一になり(図 6), 自発蛍光物質が蓄積した下方が, 上方よりも強い蛍光を発する場合がある.

b) SRD 吸収後の過蛍光

SRD 吸収後, RPE に異常がみられなければ概ね正常に戻るが, 黄白色のプレチピテートの沈着部は過蛍光として残り, 時間の経過とともに過蛍光は減弱する. 長期経過観察後, 低蛍光に変化し RPE 萎縮が観察される例もある[9)].

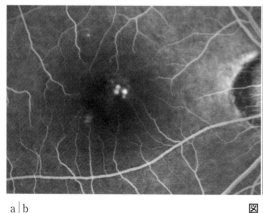

a | b 　　　　　　　　　図 2.
a:フルオレセイン蛍光眼底造影. 中心窩上方に複数個の蛍光漏出点を認める.
b:眼底自発蛍光. 蛍光漏出点に一致した部は低蛍光を示す(矢印).

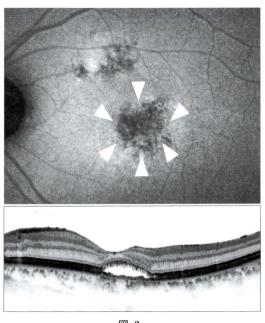
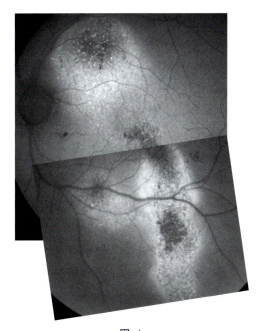

図 3.
a：漿液性網膜剥離が長期に持続した症例．網膜色素上皮細胞の死滅により，低蛍光を示す．
b：同症例の光干渉断層計所見．中心窩網膜厚の菲薄化を認める．

図 4.
網膜下液が下方へ移動し網膜色素上皮が萎縮すると過蛍光に縁どられた低蛍光を示す．

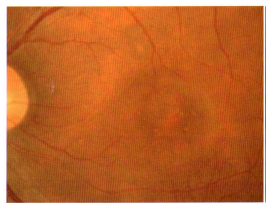
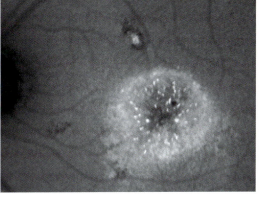

図 5.
a：カラー眼底写真．漿液性網膜剥離の領域に黄白色のプレチピテートがみられる．
b：眼底自発蛍光．黄白色のプレチピテートに一致して過蛍光がみられる．

異常蛍光と視機能との関連

FAF と視力，網膜感度との関連が報告されている．Imamura らは 287 例の CSC 患者にみられる異常 FAF と視力との関連を多変量解析した結果，黄斑部の顆粒状低蛍光，confluent 低蛍光および視神経乳頭周囲の confluent 低蛍光が視力不良と関連[10]．Eandi らは Microperimeter-1（MP-1）で測定した網膜感度と FAF との関連を調べ，異常 FAF を示す部位の網膜感度は低下していたと報告した[11]．

近赤外光による眼底自発蛍光

790 nm 前後の赤外光照射により，メラニンに由来する自発蛍光を捉えることができる．Sekiryu らは CSC における NIR-FAF でみられる過蛍

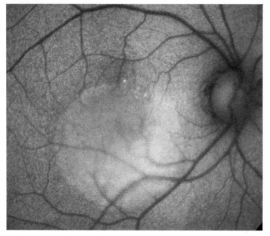

図 6. 漿液性網膜剝離内の蛍光強度に差がみられる症例
上方に比べ, 下方の蛍光が増強している.

光は RPE の密集だけでなく, RPE 内でのメラニン形成過程や光活性化に帰する何らかの変化を捉えている可能性があり, 低蛍光は SRD や PED の領域, デブリスや血液による強いマスキング効果でみられると報告している[4]. Kim らは網膜剝離吸収後の CSC 91 眼を対象に NIR-FAF と SW-FAF 所見を比較し, FA で認められる window defect の領域が SW-FAF 所見よりも NIR-FAF 所見でよく一致し, 網膜外層の変化を SW-FAF よりも鋭敏に捉えることができ, また NIR-FAF のほうが異常蛍光の範囲が広いと報告している[12]. このように NIR-FAF から有用な情報が得られることが明らかになってきたが, NIR-FAF の解釈には不明な点も多いため今後の臨床研究が期待されるところである.

治療(光線力学療法)と FAF

CSC の SRD は自然軽快の可能性が高いため, RPE の変性が軽度であれば自覚症状が出現してから数か月は経過観察するが, 神経網膜がすでに菲薄化している症例や視力低下がみられる症例は早めに治療を考える必要がある. 中心窩から離れた部位に蛍光漏出点がある場合にはレーザー光凝固の適応になるが, びまん性の蛍光漏出を示す症例や, 蛍光漏出点が不明瞭な症例などで SRD が持続または再発を繰り返す症例には光線力学療法 (photodynamic therapy; PDT) が有用である (保険適応外). PDT 後網膜剝離の吸収率は約 80～100% と報告され, 安全性も高い[13)14)]. これまでに PDT 前後の FAF を比較した報告は数編みられる[15)～17)]. Özmert らは 7 眼の慢性 CSC に対し standard-dose PDT を行い PDT 前後の FAF を観察し, PDT 後 1 か月で SRD 消失した後, PDT 前と比較し同領域は過蛍光を示したが, 4 か月後にベースラインに戻ったと報告している[15)]. Hagen らは症状出現から 3 か月以内の CSC 15 例に対し half-fluence PDT を行い, PDT 前, 1, 3, 6, 9, 12 か月後の FAF を FAF gray-value を用いて比較した. 結果, 12 か月後も FAF に著変はみられず, half-fluence PDT は安全であるとしている[16)]. また, Tseng らは half-dose PDT 後, 長期に観察し得た FAF について報告している. 長期では 56 眼中 1 眼を除き, RPE 萎縮の拡大はみられず, FAF の変化と PDT 照射範囲との関連はみられなかったと報告している[17)]. これまでの報告から, PDT による FAF への影響は少なく FAF の観点からも PDT の安全性は高いと考えられるが, 治療後に低蛍光領域が広がる症例も少なからず経験する. SRD 消失後も経過観察は必要である.

おわりに

近年, CSC に関する新しい知見が次々と公表され, よりよいクオリティオブビジョンの獲得をめざすことが可能になってきた. 本症の解明すべき課題の一つに, 治療に踏みきるタイミングを計る指標の確立があるが, 細胞毒性を持つ A2E の存在を可視化しうる FAF はその指標になる可能性があり, 今後の展開が期待される.

文　献

1) Piccolino FC, Borgia L：Central serous chorioretinopathy and indocyanine green angiography. Retina, 14：231-242, 1994.
2) Prünte C, Flammer J：Choroidal capillary and venous congestion in central serous chorioretin-

opathy. Am J Ophthalmol, **121**：26-34, 1996.
3) Ayata A, Tatlipinar S, Kar T, et al：Near-infrared and short-wavelength autofluorescence imaging in central serous chorioretinopathy. Br J Ophthalmol, **93**：79-82, 2009.
4) Sekiryu T, Iida T, Maruko I, et al：Infrared fundus autofluorescence and central serous chorioretinopathyInvest Ophthalmol Vis Sci, **51**：4956-4962, 2010.
5) Eandi CM, Ober M, Iranmanesh R, et al：Acute central serous chorioretinopathy and fundus autofluorescence. Retina, **25**(8)：989-993, 2005.
6) Spaide RF, Klancnik JM Jr：Fundus autofluorescence and central serous chorioretinopathy. Ophthalmology, **112**(5)：825-833, 2005.
7) Bui TV, Han Y, Radu RA, et al：Characterization of native retinal fluorophores involved in biosynthesis of A2E and lipofuscin-associated retinopathies. J Biol Chem, **281**：18112-18119. Epub, 2006.
8) Matsumoto H, Kishi S, Sato T, et al：Fundus autofluorescence of elongated photoreceptor outer segments in central serous chorioretinopathy. Am J Ophthalmol, **156**：95-105, 2013.
9) Maruko I, Iida T, Ojima A, et al：Subretinal dot-like precipitates and yellow material in central serous chorioretinopathy. Retina, **31**：759-765, 2011.
10) Imamura Y, Fujiwara T, Spaide RF：Fundus autofluorescence and visual acuity in central serous chorioretinopathy. Ophthalmology, **118**：700-705, 2011.
11) Eandi CM, Piccolino FC, Alovisi C, et al：Correlation between fundus autofluorescence and central visual function in chronic central serous chorioretinopathy. Am J Ophthalmol, **159**：652-658, 2015.
12) Kim SK, Kim SW, Oh J, et al：Near-infrared and short-wavelength autofluorescence in resolved central serous chorioretinopathy：association with outer retinal layer abnormalities. Am J Ophthalmol, **156**：157-164, 2013.
13) Chan WM, Lai TY, Lai RY, et al：Half-dose verteporfin photodynamic therapy for acute central serous chorioretinopathy：one-year results of a randomized controlled trial. Ophthalmology, **115**：1756-1765, 2008.
14) Fujita K, Imamura Y, Shinoda K, et al：One-year outcomes with half-dose verteporfin photodynamic therapy for chronic central serous chorioretinopathy. Ophthalmology, **122**：555-561, 2015.
15) Özmert E, Batioğlu F：Fundus autofluorescence before and after photodynamic therapy for chronic central serous chorioretinopathy. Ophthalmologica, **223**：263-268, 2009.
16) Hagen S, Ansari-Shahrezaei S, Smretschnig E, et al：Effect of photodynamic therapy on short-wavelength fundus autofluorescence in eyes with acute central serous chorioretinopathy. Retina, **35**：223-230, 2015.
17) Tseng CC, Chen SN：Long-term efficacy of half-dose photodynamic therapy on chronic central serous chorioretinopathy. Br J Ophthalmol, **99**：1070-1077, 2015.

◎特集／眼底自発蛍光フル活用

網膜色素変性症と眼底自発蛍光

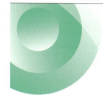

小椋俊太郎[*1] 安川 力[*2]

Key Words: 広角眼底自発蛍光(wide-field fundus autofluorescence)，ゴールドマン視野検査(Goldmann perimetry)，視細胞内節エリプソイドゾーン(photoreceptor inner segment ellipsoid zone)，視野(visual field)，光干渉断層計(optical coherence tomography；OCT)，網膜色素変性症(retinitis pigmentosa)

Abstract: 網膜色素変性症の診断には網膜電図，蛍光眼底造影検査，眼底検査が行われる．病気の進行の評価にはゴールドマン視野検査や矯正視力が用いられるが，自覚検査であるこれらの検査は必ずしも再現性が高くないという問題がある．一方，眼底自発蛍光検査では求心性の網膜変性の後極側辺縁に特徴的な過蛍光輪が見られ，視野狭窄の進行とともに過蛍光輪が狭窄することが知られている．また，過蛍光輪は光干渉断層計の視細胞内節エリプソイドゾーンの欠損部位と保存部位の境界に位置している．近年，広角眼底自発蛍光検査が可能となり，低蛍光部分はゴールドマン視野検査で見られる視野欠損部分と非常によく一致していることがわかった．眼底周辺部においても低蛍光の周囲に後極部と同様の異常な過蛍光がしばしば確認され，視野欠損の拡大に先行する所見である可能性がある．このように，眼底自発蛍光検査は，網膜色素変性症患者の視機能の他覚的な評価や病気の進行の予測に有用であると考えられる．

はじめに

網膜色素変性症は先進国での主要な後天的視覚障害の一因であり，我が国の身体障害原因疾患の3位に位置する[1]．通常，初期には夜盲を自覚し，進行の速さや程度はさまざまであるが，病状の進行とともに求心性の視野狭窄を呈し，最終的には中心視力も障害されうる疾患である[2)3)]．

網膜色素変性症は網膜電図，蛍光眼底造影検査，眼底検査によって診断され，原因遺伝子の探索のためには遺伝子検査が行われる．網膜電図は，初期より振幅が減弱する特徴的な波形を示し客観的な所見として診断には不可欠であるが，年におよそ振幅が16～18.5%減弱し，一度波形が平坦化するとそれ以上の情報が得られず，病気の進行具合の指標とはならない[2)]．蛍光眼底造影検査も病変部の特徴的所見が診断に有用であるが，造影剤を静注するため患者の負担が大きく，視機能の評価のために安易に繰り返し行えるものではない．このような背景から，視機能の評価や病状の進行の判断にはゴールドマン動的視野検査に代表される視野検査や，矯正視力が用いられてきた．

患者の残存視野を評価するためには，ゴールドマン動的視野検査に代表される視野検査が最も有用であり，一般的に実施されている．ゴールドマン視野検査で測定される視野は年におよそ2.6～13.5%狭窄し，7.3年で半減したと報告されている[2)3)]．しかし，視野検査によって得られる情報が多い一方，患者の体調や集中力，あるいは検者の技量などといった因子に結果が大きく依存する自覚的な検査で，さらに網膜色素変性症の患者における視野検査の再現性は視野異常をきたさない患者よりも有意に低いという報告もある[4)]．さらに検査自体に時間を要するといった問題点も挙げられる．

[*1] Shuntaro OGURA, 〒467-8601 名古屋市瑞穂区瑞穂町川澄1 名古屋市立大学眼科
[*2] Tsutomu YASUKAWA, 同, 准教授

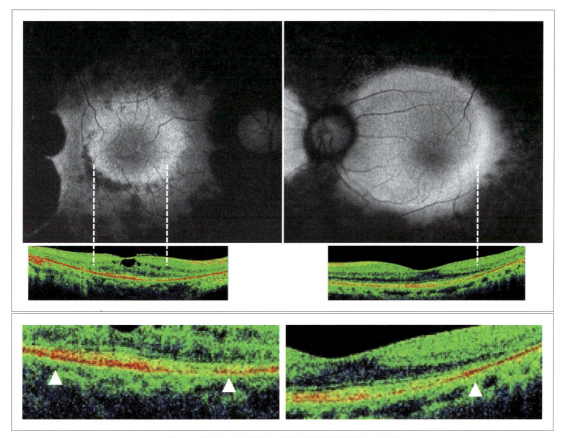

図1. 眼底自発蛍光と光干渉断層計所見の比較
a：網膜色素変性症患者にみられる眼底自発蛍光における過蛍光輪（上）と光干渉断層計像（下）
b：拡大像．過蛍光輪の部位を境に視神経内節エリプソイドゾーンの途絶がみられる（矢頭）．

近年の画像機器の進歩で観察が可能となった眼底自発蛍光は，網膜色素上皮細胞内の加齢性沈着物であるリポフスチンの背景蛍光が観察されるため，網膜色素上皮の萎縮部位は低蛍光に，ストレスを受けている部位は異常な過蛍光を呈することが加齢黄斑変性などにおいて報告されている[5)6)]．網膜色素変性症においても，変性部位が低蛍光となり視野欠損部位と一致することが報告され[7)]，さらに，広角眼底自発蛍光検査機器の登場により低侵襲かつ容易に眼底の広範囲の自発蛍光の観察が可能となり，今後，網膜色素変性症の診断と視機能の他覚的評価に不可欠な検査となる可能性がある．本稿では，網膜色素変性症と眼底自発蛍光の関係について，最近の知見と意義を紹介する．

眼底自発蛍光と光干渉断層計（OCT）の関係

OCTと眼底自発蛍光は黄斑部の網膜および網膜色素上皮の微細変化を捉える他覚的な機器として紹介されてきた．

網膜色素変性症の患者では眼底自発蛍光検査で黄斑部の周囲にしばしば輪状〜アーチ状の特徴的な異常過蛍光（過蛍光輪）が見られる．最近の研究でこの過蛍光輪がOCTで観察できる視細胞内節エリプソイドゾーン（以前，視細胞内節／外節接合部：IS/OS line）の欠損部位と正常部位の境界によく一致することが報告されている（図1）[8)〜11)]．この異常過蛍光は加齢黄斑変性といった他の網膜変性疾患においてもしばしば見られ，現在進行中で網膜色素上皮が過度なストレスにさらされていることを反映しているものと考えられている[5)6)]．過蛍光輪は経時的に狭窄し，これに対応して網膜感度や機能が低下することも報告されている[8)〜11)]．

広角眼底自発蛍光と残存視野の関係

最近，Optos® 200Tx（以下，オプトス）が広角眼

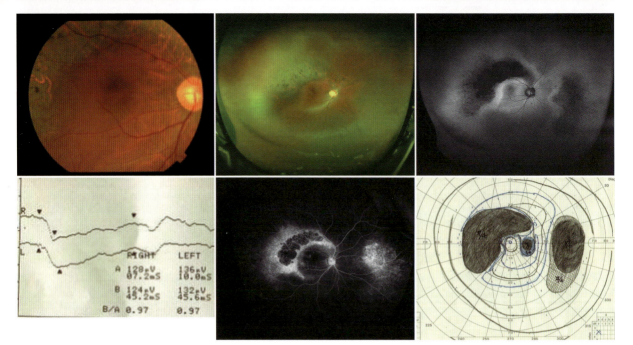

図 2. 網膜色素変性症の代表症例

a：従来の眼底カメラによる眼底写真
b：網膜電図．振幅がa波b波ともに減弱している．
c：オプトスによる広角擬似カラー眼底写真．上下，鼻側の変性部位は判然としない．
d：広角眼底自発蛍光．高いコントラストで病変部位(低蛍光)が把握できる．
e：広角蛍光眼底写真
f：ゴールドマン視野検査．視野欠損部位が眼底自発蛍光の低蛍光部位と一致している．
(a，c～eは視野と比較のため，上下反転してある)

a	c	e
b	d	f

底撮影できる走査レーザー検眼鏡として導入された．具体的には，オプトスでは0.25秒で一度に約200°の範囲をカバーした撮影が可能となった．赤(633 nm)，緑(532 nm)，青(488 nm)の3つの波長の光源が内蔵されている．まず，赤と緑の波長の光源で得られた眼底画像にそれぞれ赤色，緑色の擬似カラーをつけて合成したものが眼底写真として表示される．また，青色波長で励起し得られた蛍光画像を取得することができ，眼底自発蛍光の撮影と，フルオレセイン色素を静脈内注射することによって蛍光眼底造影が可能である．広角の擬似カラー眼底写真は，網膜裂孔，網膜剝離，糖尿病網膜症，網膜静脈閉塞症など後極部を越えて周辺部まで病変が出現する網脈絡膜疾患の診断に威力を発揮する．広角の蛍光眼底造影は，網膜最周辺部の無灌流(虚血)といった従来の眼底造影検査で見落とされやすい所見を容易に取得できる点で非常に有用である[12)13)]．

広角眼底自発蛍光は，周辺部に病変が及ぶ網膜変性疾患である網膜色素変性症の診断と視機能の評価に有用であると考えられる(図2)[14)15)]．疑似カラー眼底写真では緑と赤の波長で得られた画像を合成するため，実際に眼底検査で確認できる眼底色調とは異なりコントラストが低く，色素変性部位が検眼鏡検査や通常の眼底カメラによる撮影に比べ，はっきりしない場合もしばしばある．一方，広角眼底自発蛍光では，網膜の非変性部位と変性部位がそれぞれリポフスチンによる背景蛍光由来の白色領域とその欠失による低蛍光(黒色)領域として描写され，疑似カラー眼底写真と比較しコントラストが高く，病変部位を明確に把握することができる．

我々は，最近，オプトスを用いての広角眼底自発蛍光写真によって得られる低蛍光部分とゴールドマン視野検査で得られる視野欠損部位が，両者の面積や位置が非常によく一致することを報告し

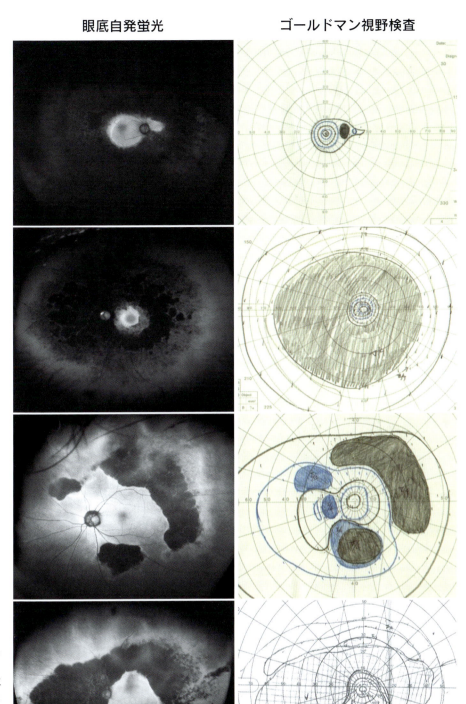

図 3.
広角眼底自発蛍光と視野の比較
眼底自発蛍光(左)における低蛍光領域とゴールドマン視野検査(右)における視野欠損が非常によく一致している.

た[15](図3).さらに,この低蛍光領域が拡大する様子を経時的に観察することが可能であった(図4).一方,視野検査では前述した再現性の問題もあり,これほど鋭敏に変化を捉えることは困難であると考えられる.また,Oishiらは罹病期間が長い症例ほど低蛍光斑(貨幣状,地図状萎縮斑)が多いと報告しているが[14],実際に我々も3年経過において貨幣状の低蛍光斑が拡大,増加している

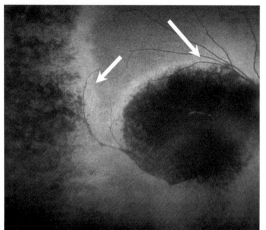
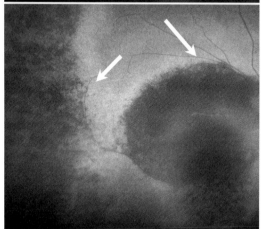

図 4. 眼底自発蛍光における過蛍光帯と低蛍光領域の経時変化
同一症例の 2012 年(a)と 2015 年(b)の眼底自発蛍光．矢印で示すように血管を越えた低蛍光領域の拡大を確認できる．視野検査ではこの変化を鋭敏に観察することは困難である．低蛍光の周囲に後極で見られる過蛍光輪の同様の異常な過蛍光帯を認める．

ことを確認している(図5)．

さらに，前述の眼底後極に見られる低蛍光領域の辺縁の過蛍光輪に類似するような過蛍光領域が眼底周辺部の低蛍光領域の周辺においても確認され(図4)，時間とともに低蛍光化が進み，視野欠損の進行に先行する重要な所見であることが予想される．

このように，オプトスによる広角眼底自発蛍光は，非侵襲的に，しかも短時間に撮影が可能で，視機能と視野の進行に関する客観的な所見が得られる点で非常に有用であると考えられる．

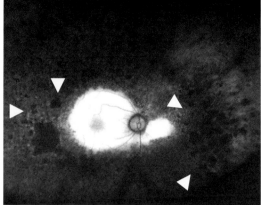
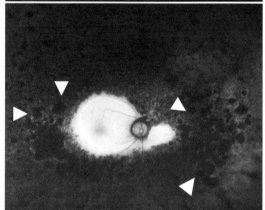

図 5. 眼底自発蛍光における低蛍光領域の拡大
a では見られない低蛍光斑が，3 年後の b では増加拡大している(矢頭)．

おわりに

オプトスのような広角眼底自発蛍光撮影機器はまだ多くは普及していない状況であるが，非常に簡便で低侵襲に客観的な情報が得られるため，網膜色素変性症の診断における蛍光眼底造影に取って代わる必須検査になる可能性がある．また，病状進行の客観的な指標となる重要な検査であると考えられる．

文 献

1) 若生里奈，安川　力，加藤亜紀ほか：日本における視覚障害の原因と現状．日眼会誌，**118**：495-501，2014．
2) Berson EL, Sandberg MA, Rosner B, et al：Natural course of retinitis pigmentosa over a three-year interval. Am J Ophthalmol, **99**：240-251, 1985.
3) Grover S, Fishman GA, Anderson RJ, et al：Rate

of visual field loss in retinitis pigmentosa. Ophthalmology, **104**：460-465, 1997.
4) Fischer MD, Fleischhauer JC, Gillies MC, et al：A new method to monitor visual field defects caused by photoreceptor degeneration by quantitative optical coherence tomography. Invest Ophthalmol Vis Sci, **49**：3617-3621, 2008.
5) Schmitz-Valckenberg S, Bültmann S, Dreyhaupt J, et al：Fundus autofluorescence and fundus perimetry in the junctional zone of geographic atrophy in patients with age-related macular degeneration. Invest Ophthalmol Vis Sci, **45**：4470-4476, 2004.
6) Kumar N, Mrejen S, Fung AT, et al：Retinal pigment epithelial cell loss assessed by fundus autofluorescence imaging in neovascular age-related macular degeneration. Ophthalmology, **120**：334-341, 2013.
7) Meyerle CB, Fisher YL, Spaide RF：Autofluorescence and visual field loss in sector retinitis pigmentosa. Retina, **26**：248-250, 2006.
8) Murakami T, Akimoto M, Ooto S, et al：Asssociation between abnormal autofluorescence and photoreceptor disorganization in retinitis pigmentosa, Am J Ophthalmol, **145**：687-694, 2008.
9) Lenassi E, Troeger E, Wilke R, et al：Correlation between macular morphology and sensitivity in patients with retinitis pigmentosa and hyperautofluorescent ring. Invest Ophthalmol Vis Sci, **53**：47-52, 2012.
10) Iriyama A, Yanagi Y：Fundus autofluorescence and retinal structure as determined by spectral domain optical coherence tomography, and retinal function in retinitis pigmentosa. Graefes Arch Clin Exp Ophthalmol, **250**：333-339, 2012.
11) Lima LH, Burke T, Greenstein VC, et al：Progressive constriction of the hyperautofluorescent ring in retinitis pigmentosa. Am J Ophthalmol, **153**：718-727, 2012.
12) Prasad PS, Oliver SC, Coffee RE, et al：Ultra wide- field angiographic characteristics of branch retinal and hemicentral retinal vein occlusion. Ophthalmology, **117**：780-784, 2010.
13) Wessel MM, Aaker GD, Parlitsis G, et al：Ultra-wide-field angiography improves the detection and classification of diabetic retinopathy. Retina, **32**：785-791, 2012.
14) Oishi A, Ogino K, Makiyama Y, et al：Wide-field fundus autofluorescence imaging of retinitis pigmentosa. Ophthalmology, **120**：1827-1834, 2013.
15) Ogura S, Yasukawa T, Kato A, et al：Wide-field fundus autofluorescence imaging to evaluate retinal function in patients with retinitis pigmentosa. Am J Ophthalmol, **158**：1093-1098, 2014.

PEPARS 大ヒット増大号!

眼瞼の美容外科 手術手技アトラス

No. 87 2014年3月増大号 編集／蘇春堂形成外科院長 野平久仁彦

- **埋没式重瞼術**：皮膚瞼板固定法／Multiple knot 法
- **切開式重瞼術**：挙筋腱膜前転を加えた皮膚瞼板固定法／切開式重瞼術は結果の予測が困難／皮膚切除を伴う切開式重瞼術
- **上眼瞼形成術**：重瞼線アプローチ／眉毛下切開と重瞼ラインからのアプローチを併用した上眼瞼の blepharoplasty：術式と適応／眉毛下アプローチ／拡大眉毛下皮膚切除術
- **眼瞼下垂症手術**：開瞼抵抗を処理する眼瞼下垂症手術／挙筋腱膜前転法
- **内眼角形成術**：Z形成による控えめな切開／Z形成
- **下眼瞼形成術**：私の行っている下眼瞼形成術―眼輪筋オーバーラップ法による tear trough deformity の修正―／経結膜的眼窩脂肪移動術による下眼瞼形成術／経結膜脱脂と脂肪注入の組み合わせによる下眼瞼形成術

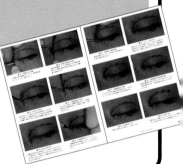

516 枚の写真・シェーマが物語るこの説得力―

眼瞼の美容外科のエキスパートが
　　コマ送りの写真で手術を解説!

眼瞼の退行性疾患に対する 眼形成外科手術

No. 51 2011年3月増大号

編集／日本医科大学武蔵小杉病院形成外科教授　村上正洋
　　　東邦大学医療センター大橋病院眼科准教授　矢部比呂夫

大ヒットにつき、増刷しました！ぜひ手におとりください!!

Ⅰ．上眼瞼の退行性(加齢性)疾患
1) 眼瞼下垂症：挙筋腱膜(levator aponeurosis)の利用を主体とした眼瞼下垂症手術／結膜円蓋部ミュラー筋の利用を主体とした眼瞼下垂症手術／挙筋腱膜とミュラー筋の両方を利用した眼瞼下垂症手術／眼窩隔膜を利用した眼瞼下垂症手術／眼瞼下垂症における前頭筋吊り上げ術
2) 皮膚弛緩症：退行性上眼瞼皮膚弛緩症に対する眉毛下皮膚切除術／重瞼部皮膚切除法／うわまぶたのたるみを主訴とする症例に対する眉毛挙上術―退行性皮膚弛緩症に対する眉毛挙上術―

Ⅱ．下眼瞼の退行性(加齢性)変化
1) 内反症：Hotz 法を主体とした内反症手術／眼輪筋短縮術を主体とした内反症手術／Lower eyelid retractors' advancement による下眼瞼内反症手術／牽引筋腱膜縫着と眼輪筋短縮術を併用した下眼瞼内反症手術
2) 外反症：Lateral canthoplasty による下眼瞼外反症手術／瞼板短縮術による外反症手術／軟骨移植による外反症手術

Ⅲ．退行性(加齢性)眼瞼疾患の手術における注意事項
眼瞼手術におけるエステティックマインド／オキュラーサーフェスからみた注意点／眼瞼・眼窩周囲組織に対する手術時の注意点

各号定価 5,000 円＋税

お求めはお近くの書店または弊社ホームページ(http://www.zenniti.com)まで！

(株)全日本病院出版会　〒113-0033　東京都文京区本郷 3-16-4
TEL：03-5689-5989　FAX：03-5689-8030

◎特集/眼底自発蛍光フル活用

遺伝性黄斑部変性疾患と眼底自発蛍光

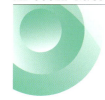

上野真治*

Key Words : 眼底自発蛍光(fundus autofluorescence), 黄斑ジストロフィ(macular dystrophy), 卵黄様黄斑ジストロフィ(vitelliform macular dystrophy), ベストロフィノパチー(autosomal recessive bestrophinopathy), スタルガルト病(Stargardt's disease), オカルト黄斑ジストロフィ(occult macular dystrophy)

Abstract : 遺伝性黄斑部疾患における眼底自発蛍光の活用には主に2つある.1つは黄斑の変性範囲および状態を明らかにすることである.黄斑の変性病変では,初期に網膜色素上皮の機能が低下した状態は過蛍光となり,その後,網膜色素上皮機能の低下とともに自発蛍光が低下し,完全な萎縮に至ると蛍光が消失する.これらを念頭に変性病巣の範囲,状態をみることができる.もう1つはリポフスチンの蓄積を可視化することである.卵黄様黄斑ジストロフィ(ベスト病)やスタルガルト病ではリポフスチンの異常沈着がみられ,診断および病期の判定に有用である.眼底自発蛍光は,通常の眼底写真や蛍光眼底造影では得られない情報が含まれており,遺伝性黄斑部疾患の検査として非常に有用である.

はじめに

遺伝性黄斑部疾患は進行性に黄斑部に機能障害をきたす疾患の総称である.卵黄様黄斑ジストロフィ(ベスト病),スタルガルト病,中心性輪紋状脈絡膜萎縮,オカルト黄斑ジストロフィ等のさまざまな疾患が含まれ,遺伝形式は常染色体優性のものから常染色体劣性,孤発性とさまざまである.臨床診断は検眼鏡的所見に加え,フルオレセイン蛍光眼底造影(fluorescein angiography),光干渉断層計(optical coherent tomography ; OCT)などの画像検査,網膜電図(electroretinogram ; ERG)や眼球電図(electrooculogram ; EOG)などの電気生理学的検査等によりその疾患ごとの特徴によって分類され,場合によっては遺伝子診断により確定診断が行われる[1)2)].眼底自発蛍光検査(fundus autofluorescence ; FAF)は,蛍光眼底造影に比較して侵襲が少なく,かつ情報量が多いことから近年はその有用性が高く認められており,遺伝性黄斑部疾患の臨床診断や病態の把握のための重要な画像検査のひとつになっている.FAFは網膜色素上皮細胞内のリポフスチンに由来し,その輝度の変化により網膜色素上皮の病態を反映できる.基本的には黄斑部変性疾患におけるFAFの解釈は,他疾患における解釈と同じである.病初期に網膜色素上皮の機能が低下した状態は過蛍光となり,その後,網膜色素上皮機能の低下とともに自発蛍光が低下し,完全な萎縮に至ると蛍光が消失する(図1).病初期には障害部位が過蛍光となるため,黄斑部の変性領域を非常に捉えやすく病変の進行度をみるのに有用である.またFAFはリポフスチンによる自発蛍光をみており,ベスト病やスタルガルト病などのリポフスチンが蓄積していると考えられる疾患の鑑別に有用である.

本稿では,まずベスト病とその関連疾患,スタルガルト病,他の黄斑ジストロフィについて述べる.なお,今回のFAFはハイデルベルグ社製のスペクトラリスもしくは,オプトス社製の200Tx

---

* Shinji UENO,〒466-8550 名古屋市昭和区鶴舞町65 名古屋大学眼科,講師

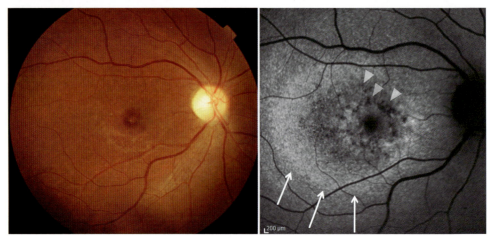

図 1. 黄斑ジストロフィ
32歳,女性.矯正視力1.0.眼底写真では網膜異常の範囲を判別するのが難しいがFAFにて障害部位が明瞭となる.FAFにて中心窩は比較的保たれているが,その周囲に網膜色素上皮の萎縮を示す低蛍光部位(矢頭),さらにその周囲に網膜色素上皮の機能障害を示す過蛍光がみられる(矢印).

を用いて撮影した.

卵黄様黄斑ジストロフィ
(vitelliform macular dystrophy ; VMD)

卵黄様黄斑ジストロフィ(VMD)は,ベスト病とも呼ばれる常染色体優性の遺伝性黄斑部変性疾患である.原因遺伝子は *Best1* であり,この遺伝子異常により網膜色素上皮に発現するベストロフィンタンパクに異常をきたし,網膜色素上皮のCl チャネルに異常をきたすのが原因とされている[3)4)].常染色体優性遺伝性疾患であるが,症状や所見の程度にばらつきがみられる.また浸透率が低いため,遺伝子異常を持っていても発症しないこともある.眼底所見が特徴的で,初期に黄斑部に卵黄様の円形病変を認め(卵黄期),その後,卵黄様の黄色病変が自壊して網膜下にニボーを作る偽蓄膿期,さらに黄色病変が自壊して多発性の網膜下の黄色沈着物を呈する炒り卵期となる.炒り卵期には光干渉断層計にて漿液性剥離を呈することが多いとされる.最終的には黄色病変は消失し非特異的な黄斑部の萎縮を呈する(萎縮期).しかしながら,すべての症例が,すべての病期をたどるわけではない[5)].視力は比較的保たれる傾向があり,卵黄期や偽蓄膿期では視力低下がないことが多い.VMDの診断にはEOGが最も有用である.EOGの振幅は網膜色素上皮の機能を表わすとされ,暗順応状態から明順応状態で記録すると通常は2倍程度(明所/暗所比:Arden ratio)振幅が増加するが,VMDの患者はこの明順応時のEOGの振幅がほとんど増加しない(Arden ratio <1.5).一方,ERGの異常はほとんどみられず,これらの所見が,VMDの電気生理学的検査の特徴とされる.

VMDにおける卵黄様病変は網膜下に蓄積したリポフスチンであり,そのリポフスチンの細胞毒性により視細胞の細胞死を起こすとされている[6)].リポフスチンは自発蛍光を発するためVMDは自発蛍光が診断および病態を把握するのに有用な検査であり,その過程を図2に示す.卵黄期はOCTでもわかるように網膜下にリポフスチンを含む黄色沈着物が充実性に貯まっており,卵黄に一致してFAFの過蛍光がみられる.偽蓄膿期では卵黄が自壊して下方に黄色沈着物が貯留しているのがOCTでもわかるが,これに一致してFAFでも病変の下方が過蛍光となる.炒り卵期では眼底で黄色の沈着物はさらに自壊してOCTでは漿液性の剥離が残存しているのがわかる.FAFは自壊して小さくなった黄色物に一致して顆粒状の過蛍光を呈する.さらに萎縮期になると,色素上皮の機能がほぼ消失しFAFの蛍光

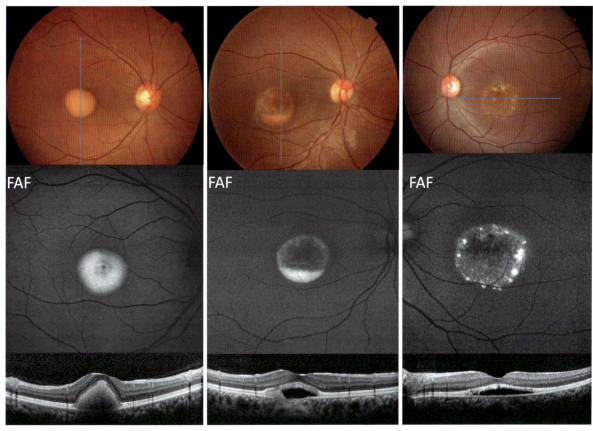

図 2．ベスト病の眼底写真，眼底自発蛍光(FAF)，光干渉断層計(OCT)

症例 1：卵黄期(37 歳，男性．矯正視力 1.0)．FAF で眼底写真の卵黄に一致した過蛍光がみられる．OCT でも網膜下に充実性の沈着物がみられる．

症例 2：偽蓄膿期(29 歳，女性．矯正視力 1.0)．黄色沈着物が自壊して下方に貯留しているのが OCT でもわかるが，これに一致して FAF でも病変の下方が過蛍光となる．

症例 3：炒り卵期(27 歳，女性．矯正視力 1.0)．OCT では漿液性の剝離が残存している．病変部の周囲の黄色物に一致して顆粒状の過蛍光を呈する．

(眼底写真の線は OCT の撮影位置)

がなくなる．このように FAF は VMD に伴う黄色沈着物状態を鮮明に捉えることができ，病態の推移を見るのに有用である．

常染色体劣性遺伝のベストロフィノパチー (autosomal recessive bestrophinopathy；ARB)

この疾患の概念は比較的新しく，2008 年に Burgess らによって分類された疾患である[7]．原因遺伝子は VMD と同じ *Best1* 遺伝子であるが，常染色体劣性遺伝形式を示し，ベストロフィンタンパクの機能喪失(null phenotype)が原因と考えられている．VMD は通常，黄斑にのみ異常をきたすが，ARB はより広範囲に網膜が傷害されていると考えられている．この疾患も VMD 同様に網膜色素上皮の機能異常を示すため EOG が VMD と同様に診断に有用とされているが ERG は VMD と異なりほぼ正常なものから，著しく振幅の減弱する症例もある．ARB は比較的新しい概念の疾患で頻度が稀なため，日本では症例がほとんど報告されていない．眼底は VMD のような卵黄様の所見はみられることはなく，眼底後極を中心に顆粒状の沈着物や斑点が多発し，OCT にて網膜浮腫や丈の低い漿液性の網膜剝離がみられ

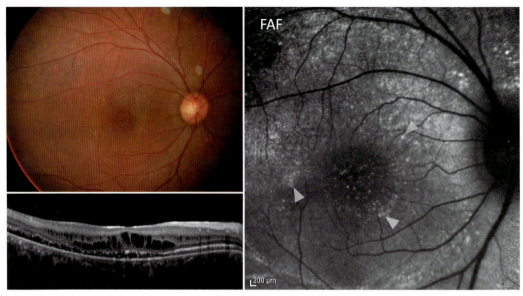

図 3. 常染色体劣性遺伝のベストロフィノパチー（ARB）
24歳，男性．矯正視力右0.5．眼底写真で黄白色の顆粒状の沈着物がみられる．OCT では漿液性の剝離に加え浮腫がみられる．FAF は眼底の顆粒状の白色物が過蛍光として捉えられる（矢頭）．この症例は遺伝子検査で *Best1* 遺伝子の R255W のホモ接合変異を認めた．

るとされる．FAF は眼底にみられる顆粒状の白色病変をはっきり捉えることができる．図3に症例を示す．眼底は黄斑部の反射がなく，黄白色の顆粒状の沈着物がみられる．OCT では漿液性の剝離に加え浮腫がみられる．IS/OS ラインは剝離がある所では不鮮明になっている．FAF は眼底の顆粒状の白色物が過蛍光として捉えられ，これらはよく見ると後極全体にみられることがわかる．顆粒状の過蛍光は網膜色素上皮の機能障害により視細胞外節を貪食できなくなったため，蓄積したと考えられるが詳細は不明である．ARB の最終的な確定診断は遺伝子検査によって行われるが，OCT で両眼性の退縮しない漿液性剝離を認め，FAF に顆粒状の多発する過蛍光がみられた場合には ARB を疑う必要がある．

スタルガルト病
(Stargardt-fundus flavimaculatus)

スタルガルト病は常染色体劣性の黄斑変性を伴う網膜変性疾患であり，欧米では頻度の高い疾患とされている．典型的には若年者に発症する黄斑変性とその周囲に散在する多発黄色斑（フレック）を伴ったものを指す．原因遺伝子は *ABCA4* である[8]．最近は，*ABCA4* の遺伝子異常では黄斑に軽度の異常を示すものから，錐体ジストロフィや網膜色素変性様の臨床所見を呈することが知られるようになり，*ABCA4* 異常に関連する網膜症をスタルガルト病と呼んでいる[9]．ABCA4（ATP-binding cassette, subfamily A, member 4）タンパクは，視細胞の外節円板に局在し visual cycle に関連しているため，ABCA4 が機能不全により，リポフスチンの主な要素である A2E が蓄積し視細胞障害を起こすと考えられている[10]．

スタルガルト病では蛍光眼底造影の所見が有名で dark choroid と呼ばれるリポフスチンの蓄積による背景蛍光がブロックされる所見に加え，黄斑萎縮に一致した window defect による過蛍光がみられる（図4，症例2）．FAF の所見は典型例で背景の過蛍光，黄斑萎縮部位の低蛍光，フレックに一致した過蛍光を呈する[11]．図4に代表症例3例を示す．症例1では眼底所見は黄斑部の反射異常に加え白点（フレック）がその周辺にわずかに散在している．FAF はフレックが過蛍光になりまた病変部位が低蛍光になり，障害部位が眼底写真に比較して明瞭に捉えることができる．症例2はフレックがあまり目立たず黄斑の変性が目立つ．

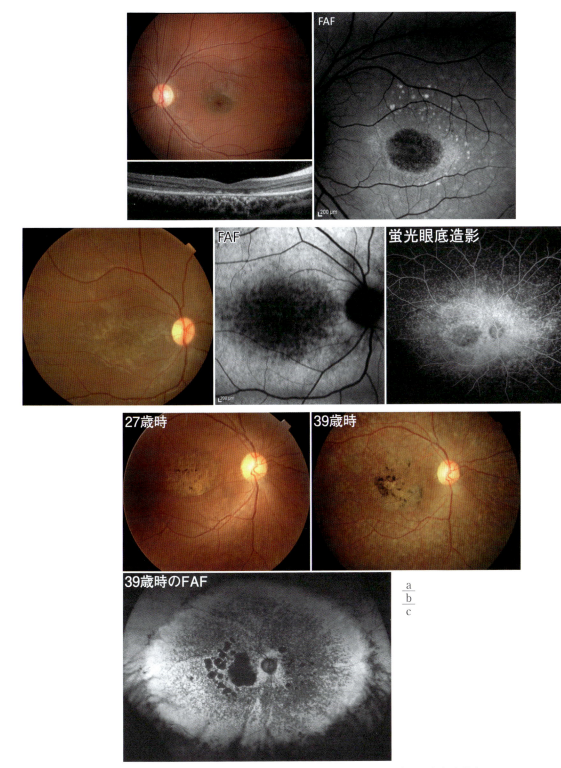

図 4. スタルガルト病の眼底写真，蛍光眼底造影，眼底自発蛍光

a：症例1．12歳，男児．矯正視力0.6．
　FAFで黄斑の低蛍光とその周囲のフレックに対応する部位に過蛍光を認め，障害部位がFAFにより顕著に描出される．

b：症例2．11歳，女児．矯正視力0.3．
　はっきりしたフレックは見られず，黄斑変性が顕著である．FAFでも黄斑の萎縮部位が低蛍光となる．FAで背景が網膜色素上皮の萎縮に一致したwindow defectと，背景が低蛍光になるdark choroidの所見が顕著である．

c：症例3．39歳，女性．矯正視力0.03．
　12年前は黄斑変性が主であったが，12年の間に変性部位が周辺拡大している．オプトスによる眼底自発蛍光で周辺部まで病巣が拡大しているのがわかる．

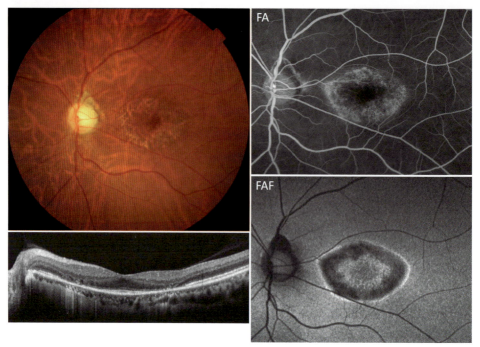

図 5. 標的黄斑症(Bulls-eye maculopathy)
56 歳，男性．両眼矯正視力 1.0．黄斑に変性巣がみられるが OCT で中心窩はほぼ保たれていることがわかる．FA では中心窩の周囲に window defect を認め AF では低蛍光になっている．

FA で dark choroid が明瞭に観察される．症例 3 では黄斑の変性が主だった所見が，12 年の間に網膜変性が進行し周辺部にまで広がった．オプトスによる FAF により網膜全体の萎縮部位が容易に判別できる．このようにスタルガルト病では，FAF が病態の把握に有用である．

その他の黄斑疾患

1. 標的黄斑症(bulls-eye maculopathy)

さまざまな黄斑ジストロフィに伴い黄斑が萎縮する際，foveal sparing と呼ばれ中心窩が温存され，その周囲が変性をきたすことがある．FA を行うと中心窩を取り囲むように過蛍光がみられ，これは標的黄斑症と呼ばれている(図 5)．FAF では FA の widow defect に相当する部分が網膜色素上皮機能の低下に伴い低蛍光になり，中心窩付近が比較的正常である．

2. オカルト黄斑ジストロフィ(三宅病：occult macular dystrophy；OMD)

1989 年に名古屋大学の三宅養三によって，眼底に異常のみられない黄斑症として報告された[12]．眼底所見だけでなく蛍光眼底造影や全視野 ERG も正常とされ，当初は局所 ERG でのみ診断できるとされたが，その後 OCT の解像度の向上により視細胞層に異常がみられることが報告されている．蛍光眼底造影では異常のない疾患であり，従来，網膜色素上皮の萎縮はないと考えられているが，FAF については症例により FAF が淡い過蛍光を示す症例もあると報告されており，今後診断や疾患の分類に有用になる可能性がある[13]．

おわりに

遺伝性黄斑部変性疾患と自発蛍光と題し，いくつかの変性疾患について述べさせていただいた．FAF が利用できる以前は蛍光眼底造影により障害部位を同定していたが，遺伝性網膜疾患は，血流や血管の異常が主ではないため，FAF のほうが病態の把握に有用な場合も多い．今後はより侵襲の少ない FAF の利用価値が高まっていくことが予想される．

文　献

1) 三宅養三：黄斑ジストロフィ．日眼会誌，**107**：229-241，2003．
2) 近藤峰生：黄斑ジストロフィの診断．あたらしい眼科，**22**：573-580，2005．
3) Petrukhin K, Koisti MJ, Bakall B, et al：Identification of the gene responsible for Best macular dystrophy. Nat Genet, **19**：241-247, 1998.
4) 町田繁樹，近藤峰生：卵黄様黄斑ジストロフィ．あたらしい眼科，**28**：937-943，2011．
5) Gass JD：Best's disease. Stereoscopic atlas of macular diseases. Diagnosis and treatment（Gass JD）, pp. 236-245, CV Mosby, St Louis, 1987.
6) Bakall B, Radu RA, Stanton JB, et al：Enhanced accumulation of A2E in individuals homozygous or heterozygous for mutations in BEST1（VMD2）. Exp Eye Res, **85**：34-43, 2007.
7) Burgess R, Millar ID, Leroy BP, et al：Biallelic mutation of BEST1 causes a distinct retinopathy in humans. Am J Hum Genet, **82**：19-31, 2008.
8) Allikmets R, Singh N, Sun H, et al：A photoreceptor cell-specific ATP-binding transporter gene（ABCR）is mutated in recessive Stargardt macular dystrophy. Nat Genet, **15**：236-246, 1997.
9) 藤波　芳：Stargardt 病．あたらしい眼科，**28**：927-936，2011．
10) Molday RS, Zhong M, Quazi F：The role of the photoreceptor ABC transporter ABCA4 in lipid transport and Stargardt macular degeneration. Biochim Biophys Acta, **1791**：573-583, 2009.
11) Gomes NL, Greenstein VC, Carlson JN, et al：A comparison of fundus autofluorescence and retinal structure in patients with Stargardt disease. Invest Ophthalmol Vis Sci, **50**：3953-3959, 2009.
12) Miyake Y, Ichikawa K, Shiose Y, et al：Hereditary macular dystrophy without visible fundus abnormality. Am J Ophthalmol, **108**：292-299, 1989.
13) Miyake Y, Tsunoda K：Occult macular dystrophy. Jpn J Ophthalmol, **59**：71-80, 2015.

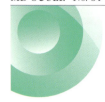

◎特集/眼底自発蛍光フル活用

網膜硝子体疾患と眼底自発蛍光

白潟ゆかり*

Key Words : 血管に並走する過蛍光ライン(hyperfluorescent lines parallel to retinal vessels),網膜ずれ(ectopic replacement of neurosensory retina),黄斑色素(macular pigment)

Abstract : 眼底自発蛍光(FAF)は,非侵襲的な眼底画像診断法で,主に視細胞外節の貪食や消化を行う網膜色素上皮(RPE)の機能を反映する.トポグラフィックな機能評価法である FAF は,通常,黄斑ジストロフィや中心性漿液性網脈絡膜症,加齢黄斑変性,網膜色素変性症など,RPE の機能の異常をきたす疾患の診断や進行程度の判定などに利用される.RPE の代謝が亢進して,代謝産物であるリポフスチンが増加すると FAF では過蛍光となり,黄斑色素や網膜血管など自発蛍光をブロックするものがあれば低蛍光となる.このことと眼底カラー写真や光干渉断層計の所見とを対応させると,裂孔原性網膜剝離や黄斑上膜,黄斑円孔など,網膜硝子体疾患の術前術後の評価をするうえでも有効に活用できる.

はじめに

眼底自発蛍光(FAF)は,非侵襲的な眼底画像診断法である.眼底自発蛍光は主に,視細胞外節の貪食,消化を行う網膜色素上皮(RPE)機能を反映する.FAF を撮影する場合,青緑色光(488～580 nm)および近赤外光(790 nm 付近)を励起光として使用する.近赤外光を利用したものは,主にRPE 細胞内に存在するメラニンからの蛍光を捉えているといわれている(赤外自発蛍光:IR-AF).現在日常臨床で一般に普及し使用されているのは,青緑光による自発蛍光で,視細胞外節の代謝産物であるリポフスチンに由来する.網膜硝子体疾患においても,眼底像や光干渉断層計(OCT)と対応させながら FAF を読影することで,興味深い所見が得られる.

裂孔原性網膜剝離

裂孔原性網膜剝離(RRD)では,硝子体手術後に網膜がもともとの位置から少しずれて復位することがある[1].RRD の術後に FAF を撮影すると,網膜血管に並走する過蛍光ラインを認める症例がある.網膜復位後,もともと血管があったところの RPE が露出することで急激に光曝露を受け,RPE の代謝が亢進して,代謝産物であるリポフスチンが増加した結果,FAF で過蛍光になるものと推測されている[2].

RRD の硝子体手術後に FAF で網膜血管に並走する過蛍光ライン,すなわち網膜ずれを認めた過去の報告では,下方にずれることが多いようである[2)～4)].ガスが充填されている状態では,残存下液は重力に従って下方に移動して吸収されるからであろうと推測できる.RRD の硝子体手術時に網膜下液の残存が多い場合や,網膜復位時に網膜に皺襞が残った場合,網膜切除を併施した場合などは網膜ずれが大きくなると考えられる.網膜剝離の手術の際には,術後の変視などの軽減のために網膜ずれが最小限になるように気をつかう術者が多いと思うが,実際,中心窩を含む網膜剝離の硝子体手術後に FAF で網膜ずれを認めた症例

---

* Yukari SHIRAKATA,〒761-0793 香川県木田郡三木町池戸 1750-1 香川大学眼科,助教

では，変視症や小視症を訴える症例が有意に多いと報告されている[4]．網膜ずれの対策として，パーフルオロカーボンを使用したり，後極に意図的裂孔を作成するなどして網膜下液をできる限り吸引除去すること，手術が終了したらすぐにうつむき姿勢をとらせることなどが挙げられるが，現時点では網膜ずれを予防する確実な方法として立証されてはいない．

また，Codenotti らは，巨大裂孔の症例でシリコンオイルタンポナーデを行った場合には上方にずれたと報告している[3]．

図1は耳上側に裂孔のある RRD の症例であるが，この症例に白内障手術と硝子体手術を行い，パーフルオロカーボンを用いて原因裂孔からの排液を行い，20% SF6 で硝子体腔内を置換した．術後1か月のカラー写真では，耳上側の裂孔周囲に光凝固が施行されており，網膜は完全に復位している(図2-A)．同日の FAF 画像(図2-B)では，血管に並走する過蛍光ラインを認める(矢印)．過蛍光ラインは血管の少し上を並走しており，網膜が下方にずれて復位したことがわかる．

黄斑上膜

黄斑上膜(ERM)では，膜の収縮に伴い網膜皺襞ができ，網膜の厚みが増し，網膜血管が蛇行する．硝子体手術を行って ERM を除去すると，網膜の皺が伸び，網膜厚が減少し，網膜血管がもとの位置に戻ろうとする．Nitta らの報告では，硝子体手術の適応となった症例で術前に FAF を撮影すると，66.1% の症例で網膜血管に並走する過蛍光ラインを認め，硝子体手術後1か月でこの過蛍光ラインが消失した[5]．

もともと血管のあったところが過蛍光になる機序としては，ERM の牽引で生来網膜血管の下にあった RPE が露出することで光曝露を受け，網膜血管の下にあった RPE の代謝が亢進して，代謝産物であるリポフスチンが増加した結果，FAF で過蛍光になるものと推測されている[5]．

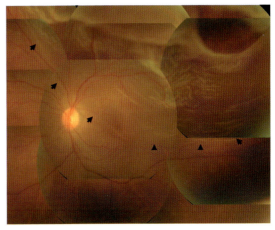

図 1．裂孔原性網膜剥離(文献 2 より引用)
耳上側に裂孔を認め，矢頭の範囲まで網膜剥離を認める．

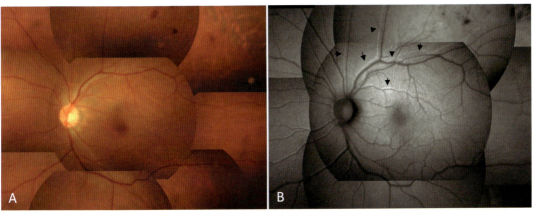

図 2．裂孔原性網膜剥離．術後 1 か月(文献 2 より引用)
耳上側の裂孔周囲には光凝固が施行されており，網膜は完全に復位している(A)．FAF 画像(B)では，血管に並走する過蛍光ラインを認める(矢印)．

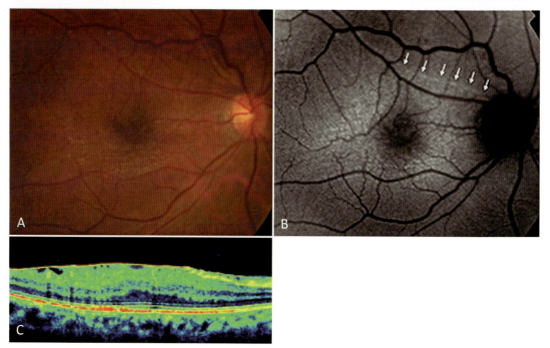

図 3. 黄斑上膜. 術前(文献 5 より引用)
53 歳, 女性. 矯正視力 0.4. 眼底カラー写真にて黄斑上膜があり, 網膜皺襞を認める(A). FAF にて, 血管のラインに並走するような過蛍光ライン(矢印)を認める(B). OCT では, 黄斑上膜と, 黄斑上膜の牽引によって網膜が肥厚しているのがわかる(C).

　ERM でみられる過蛍光ラインは, RRD の術後にみられる過蛍光ラインと異なる点がいくつかある. RRD では過蛍光ラインは多くの場合血管の上方に出現することが多く, 同一眼では一定方向に認めるのに対して, ERM の過蛍光ラインは一定の側に出現するとは限らず, 同一眼でもさまざまな方向にみられることもある. RRD では RPE との間で剝離した感覚網膜ごとずれているが, ERM では, 網膜上の線維性増殖組織によって網膜内層がさまざまな方向に牽引されるためと考えられる.

　また, RRD の術後に認める過蛍光ラインは長期にわたって残存し, ゆっくり目立たなくなってくるが, ERM でみられる過蛍光ラインは ERM を除去すると比較的早期に消失することが多い. RRD の術後では感覚網膜ごとずれて復位しているのに対して, ERM では網膜血管を含んだ網膜内層のみが ERM に牽引されて血管がずれているため, 牽引が解除されれば比較的早く網膜血管がもとの位置に戻るためと考えられる[6]).

　図 3 は黄斑上膜の術前の症例で, 眼底カラー写真にて ERM があり, 網膜皺襞を認める(図 3-A). FAF では血管のラインに並走するような過蛍光ライン(矢印)を認める(図 3-B). OCT では, ERM と, ERM の牽引によって網膜が肥厚しているのがわかる(図 3-C). 図 4 は, 図 3 の症例の ERM 除去手術後 1 か月の所見であるが, 眼底カラー写真にて ERM は除去されており, 網膜の皺襞はほとんど目立たなくなっている(図 4-A). FAF にて, すでに血管に並走する過蛍光ラインは消失しており, 網膜皺襞が伸展し網膜血管が本来の位置に戻ったことがわかる(図 4-B). OCT でも ERM は除去されており, 網膜の皺が伸び, 網膜厚が減少している(図 4-C). 一方, RRD の術後, FAF で術後早期に血管に並走する過蛍光ラインを認めた症例(図 5-A)では, 術後 12 か月で過蛍光ラインがわずかに網膜血管に近づいているものの, 血管の上方に並走する過蛍光ラインが残存しており(図 5-B), 網膜復位後の網膜ずれは, もとの位置に戻るまでかなりの時間を要するか, 長期間経過してもほとんどもとの位置に戻らないようである.

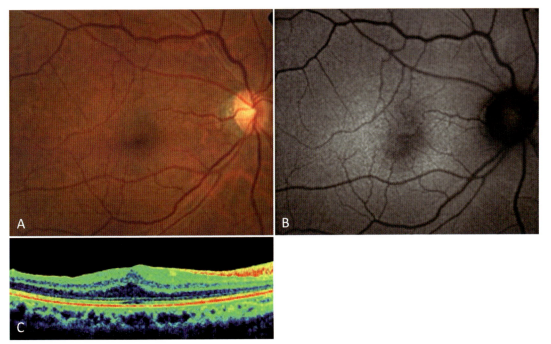

図 4. 黄斑上膜. 内境界膜除去後 1 か月(文献 5 より引用)
眼底カラー写真にて黄斑上膜は除去されており，網膜の皺襞はほとんど目立たなくなっている(A). FAF にて血管に並走する過蛍光ラインは認めず，網膜皺襞が伸展し網膜血管が本来の位置に戻ったことがわかる(B). OCT でも，黄斑上膜は除去されており，網膜厚が減少している(C).

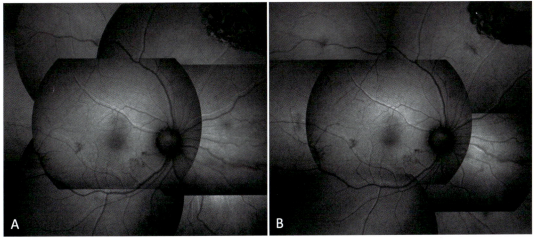

図 5. 裂孔原性網膜剝離(文献 2 より引用)
A：術後 10 日目の FAF 画像. 網膜血管の上方に並走する過蛍光ラインを認める.
B：術後 12 か月の FAF 画像. わずかに網膜血管に近づいているが，血管の上方に並走する過蛍光ラインを認める.

Nitta らは，ERM の除去後早期に過蛍光ラインが消失し，網膜血管がもとの位置に戻ったと考えられる症例は視力予後が良かったと報告している[5].

ERM 術後の網膜の形態的な正常化はより良い視力予後につながる. OCT での中心網膜厚の減少の評価に加えて，FAF 画像を用いると網膜血管の位置の戻りも評価できる.

黄斑円孔

正常な黄斑では，中心窩は低蛍光を示すが，黄斑円孔(MH)では，FAF で円孔底が過蛍光を示

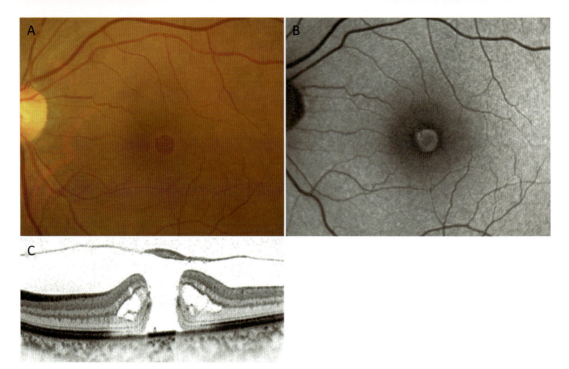

図 6. 70 歳，男性．Stage 3 黄斑円孔（文献 7 より引用）
矯正視力 0.4．カラー眼底写真にて黄斑円孔を認め(A)，FAF では黄斑円孔の部分が過蛍光を示している．OCT では stage 3 の黄斑円孔である．この症例に対し，25 G 硝子体手術を行い，中心窩周囲の ILM を剝離し，10% SF6 で置換した．術後は 3 日間の腹臥位とした．

す．正常では黄斑色素によって中心窩の自発蛍光がブロックされているが，MH では円孔部分の色素上皮が露出して過蛍光となると考えられる．図 6 は stage 3 の黄斑円孔の症例であるが，術前に FAF で黄斑円孔の部分が過蛍光になっていることがわかる（図 6-B）．硝子体手術を行って円孔が閉鎖すると，過蛍光所見も消失する．

MH の術後における，OCT の形態学的な所見や FAF の所見と視力の関係についてはいくつかの報告がある．Shiragami らは，MH の術後に FAF を撮影し定期的にフォローしたが，術後早期において，中心窩に一部淡い過蛍光がみられた症例ほど，外境界膜(ELM)の連続性が早く回復し，視力も良好であったと報告している．MH 術後に FAF でみられる黄斑自発蛍光の出現は ELM 回復のサインであり，視力改善に影響すると考えられた．術後網膜内層の構造が回復すると，黄斑色素で中心窩の蛍光がブロックされるが，RPE の機能が正常を保てていれば黄斑色素の少ない部分が一部過蛍光を示す．つまり術後早期の中心窩付近の過蛍光は，RPE の機能が正常であることを示すと推察された[7]．

図 7 は図 6 の症例の術後の所見であるが，術後 10 日目の FAF では，中心窩の過蛍光が減弱し，低蛍光化している．OCT では MH が閉鎖しているが，ELM は離開しており，ellipsoid zone の形態的回復はみられない（矢印）（図 7-A）．術後 1 か月では，FAF で中心窩にやや過蛍光の部分を一部認める．OCT では，ELM のラインの連続性が回復していることがわかる（矢印）（図 7-B）．

術後 3 か月でも，FAF で同様に中心窩にやや過蛍光な部分を一部認めており，ellipsoid zone の欠損はごく小さくなっている（図 7-C）．術後 6 か月で，FAF の中心窩の過蛍光はほぼ変化なく，OCT では ELM が連続しており，ellipsoid zone の連続性も回復した（図 7-D）．この症例では術前視力は 0.4 であったが，術後 3 か月で矯正視力 1.0 と改善し，その後維持できた．

図 8 は，術後の中心窩の過蛍光が出現せず，ellipsoid zone の回復がみられなかった症例である．術前の FAF で，MH の部分は過蛍光を示している．OCT では stage 3 の黄斑円孔を認める

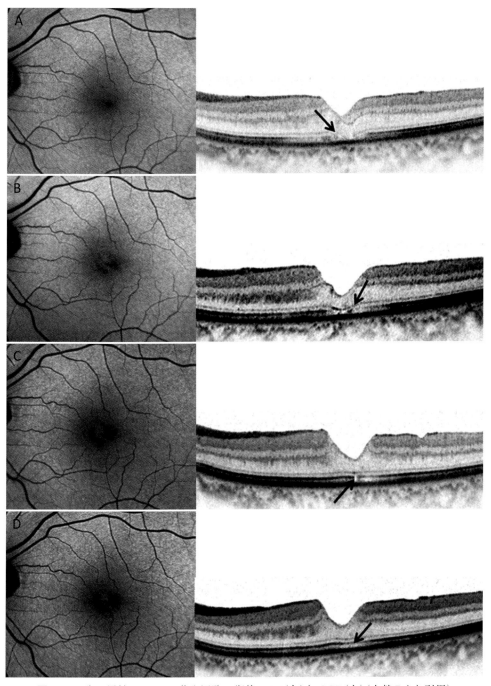

図 7. 70 歳, 男性. Stage 3 黄斑円孔. 術後 FAF(左)と OCT(右)(文献 7 より引用)

A:術後 10 日目. FAF では, 中心窩の過蛍光が減弱し, 低蛍光化している. OCT では黄斑円孔が閉鎖しているが, ELM は離開している(矢印).

B:術後 1 か月. FAF で中心窩にやや過蛍光な部分を一部認める. OCT では, ELM のラインの連続性が回復していることがわかる(矢印)が, ellipsoid zone の形態はまだ回復していない. 矯正視力は 0.9 と改善した.

C:術後 3 か月. FAF では中心窩にやや過蛍光な部分を一部認めている. OCT では, ELM のラインが連続していることがわかり, ellipsoid zone の欠損はごく小さくなっている. 矯正視力は 1.0 となった.

D:術後 6 か月. FAF での中心窩の過蛍光はほぼ変化がない. OCT では ELM が連続しており, ellipsoid zone も連続性を回復した. 矯正視力は 1.0 であった.

(図8-A)．矯正視力は0.4であった．この症例に対し，25G硝子体手術を行って中心窩周囲のILMを剝離し，10% SF6で置換した．術後は3日間の腹臥位とした．術後1か月のFAFで，中心窩は低蛍光となった．OCTでは，MHは閉鎖したが，ELMの連続性は回復しておらず，ellipsoid zoneは離開したままであることがわかる(矢印)(図8-B)．術後3か月ではFAFで中心窩は低蛍光のままで，ELMのラインの連続性は回復したが，中心窩剝離が残存している(矢印)(図8-C)．術後6か月でもFAFでは，中心窩は低蛍光のままで変化はなく，OCTでは，中心窩剝離は縮小しているが残存している(矢印)(図8-D)．矯正視力は0.4のまま回復しなかった．

一方，Chungらの報告では，術前術後の視力とFAFの所見は有意な関連を認めなかった．FAFの輝度と網膜感度には相関を認めたが，FAFの輝度と視細胞の内節外節ラインの欠損の程度には有意な関連がなかった[8]．KaoらはMH閉鎖後の中心窩のFAFパターンを，homogenous hyperfluorescence，patchy hyperfluorescence，normal hypofluorescenceの3つのグループに分類した．3つのグループ間で視力の改善には有意差がなかったが，ELMの連続性が回復している症例で，かつnormal hypofluorescenceのパターンを示す症例は有意に視力が良好であった[9]．

このように，MHの術後，MHが閉鎖すると中心窩のFAFは低蛍光となり，内層の正常化を反映するが，蛍光の度合いと網膜外層の正常化には現時点ではいろいろな解釈がある．

網膜分層円孔

網膜分層円孔(lameller macular hole；LMH)の症例では，黄斑色素を含んだERMを伴っていることがある．治療は通常，硝子体手術でLMH周囲のILMとERMを除去するが，Shiragaらは，LMH周囲の黄斑色素を含んだERMを中心まで剝離してしまわず少し残して分層孔内に充塡する術式が，網膜の形態的改善，視力改善に有効であったと報告した(図9-A，B)[10]．このERMは，黄斑色素とグリア細胞を含んでいると考えられ，分層円孔内にグリア細胞を含んだ組織を入れることで網膜の形態の回復が促され，中心窩に黄斑色素が戻ることでブルーライトや活性酸素から網膜を保護する効果が期待できる．術前にFAFを撮影すると，黄斑色素が周囲に遊走して中心の黄斑色素が少なくなり，中心窩の蛍光輝度が高くなっている(図9-D)．術後のFAFでは，分層孔部分の自発蛍光が黄斑色素によりブロックされて低蛍光になっており，黄斑色素を含むERMがきちんと分層孔内に充塡されていることが確認できる(図9-G)．

まとめ

トポグラフィックな機能評価法であるFAF画像は，眼底カラー写真やOCT，視力など他の形態的，機能的検査法と対応させて用いると，網膜硝子体疾患の術前術後の評価においても有効に活用できる．

文 献

1) Anderson C, Sjöstrand J：Contrast sensitivity and central vision in reattached macula. Acta Ophthalmol(Copenh), **59**(2)：161-169, 1981.
2) Shiragami C, Shiraga F, Yamaji H, et al：Unintentional displacement of the retina after standard vitrectomy for rhegmatogenous retinal detachment. Ophthalmology, **117**(1)：86-92, 2010.
3) Codenotti M, Fogliato G, Iuliano L, et al：Influence of intraocular tamponade on unintentional retinal displacement after vitrectomy for rhegmatogenous retinal detachment. Retina, **33**(2)：349-355, 2013.
4) Lee E, Williamson TH, Hysi P, et al：Macular displacement following rhegmatogenous retinal detachment repair. Br J Ophthalmol. **97**(10)：1297-1302, 2013.
5) Nitta E, Shiraga F, Shiragami C, et al：Displacement of the retina and its recovery after vitrectomy in idiopathic epiretinal membrane. Am J Ophthalmol, **155**(6)：1014-1020, 2013.

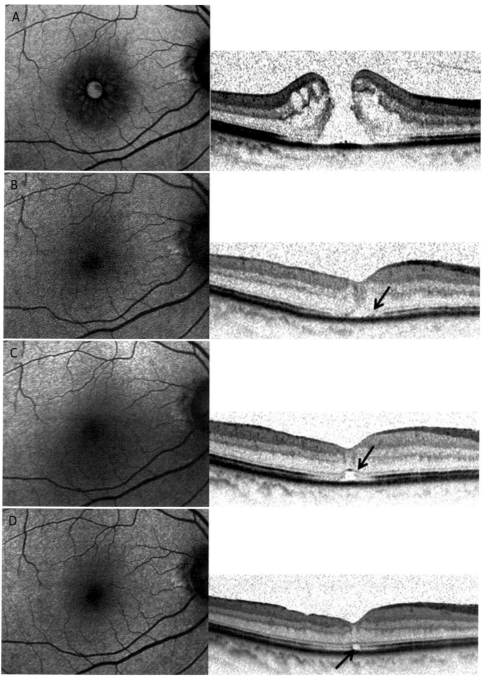

図 8. 71歳，女性．stage 3 黄斑円孔．FAF(左)と OCT(右)(文献 7 より引用)

A：術前．FAF で黄斑円孔の部分は過蛍光を示している．OCT では stage 3 の黄斑円孔を認める．矯正視力は 0.4 であった．

B：術後 1 か月．FAF で，中心窩は低蛍光となった．OCT では，黄斑円孔は閉鎖したが，ELM の連続性は回復しておらず，ellipsoid zone は離開したままであることがわかる(矢印)．矯正視力は 0.4 と回復していない．

C：術後 3 か月．FAF では，中心窩は低蛍光である．OCT では，ELM のラインの連続性は回復したが，ellipsoid zone は完全に回復しておらず，中心窩剥離が残存している(矢印)．

D：術後 6 か月．FAF では，中心窩は低蛍光のままである．OCT では，中心窩剥離は縮小しているが ellipsoid zone は完全に回復していない(矢印)．矯正視力は 0.4 のまま回復しなかった．

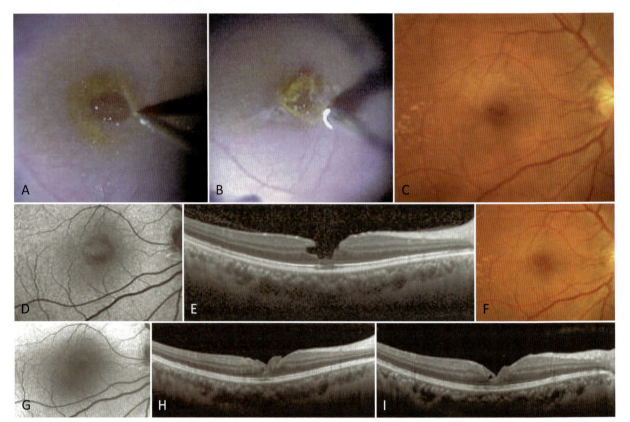

図 9. 網膜分層円孔(LMH). 矯正視力 0.8(文献 10 より引用)
A：眼内攝子で黄斑色素を含んだ ERM を中心に向かって剝離している.
B：剝離した ERM を中心だけ残して余分な部分を硝子体カッターで切除し, LMH 内に入れている.
C：術前の眼底カラー写真
D：術前の FAF. 中心窩の円孔の部分が過蛍光になっている.
E：術前の OCT
F：術後 7 日目のカラー写真では LMH を認めない.
G：術後 7 日目の FAF. 黄斑色素が中心窩に戻り, 自発蛍光をブロックしているため中心窩が低蛍光になっている.
H：術後 7 日目の OCT. 黄斑色素を含んだ ERM が分層孔内に充填されている.
I：術後 4 週間の OCT. 分層孔は消失し, 矯正視力は 1.5 と改善した.

6) Dell'omo R, Cifariello F, Dell'omo E, et al：Influence of retinal vessel printings on metamorphopsia and retinal architectural abnormalities in eyes with idiopathic macular epiretinal membrane. Invest Ophthalmol Vis Sci, **54**(12)：7803-7811, 2013.

7) Shiragami C, Shiraga F, Nitta E, et al：Correlation of increased fundus autofluorescence signals at closed macula with visual prognosis after successful macular hole surgery. Retina, **32**(2)：281-288, 2012.

8) Chung H, Shin CJ, Kim JG, et al：Correlation of microperimetry with fundus autofluorescence and spectral-domain optical coherence tomography in repaired macular holes. Am J Ophthalmol, **151**(1)：128-136, 2011.

9) Kao TY, Yang CM, Yeh PT, et al：The value of combining autofluorescence and optical coherence tomography in predicting the visual prognosis of sealed macular holes. Am J Ophthalmol, **156**(1)：149-156, 2013.

10) Shiraga F, Takasu I, Fukuda K, et al：Modified vitreous surgery for symptomatic lamellar macular hole with epiretinal membrane containing macular pigment. Retina, **33**(6)：1263-1269, 2013.

◎特集/眼底自発蛍光フル活用

網膜循環障害疾患と眼底自発蛍光

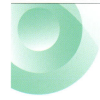

森實祐基*

Key Words: 眼底自発蛍光(fundus autofluorescence), 糖尿病網膜症(diabetic retinopathy), 網膜静脈閉塞症(retinal vein occlusion), 網膜動脈閉塞症(retinal artery occlusion), 黄斑浮腫(macular edema), 網膜光凝固(retinal photocoagulation)

Abstract: 眼底自発蛍光は, 網膜色素上皮細胞や視細胞の機能や代謝状態を反映する. そのため, 糖尿病網膜症や網膜静脈および動脈の閉塞症等の網膜循環障害疾患の眼底自発蛍光を検討することは, これらの疾患の病態をより深く理解するために有用であると考えられる.

本稿では網膜循環障害疾患に共通してみられる所見として, 嚢胞様黄斑浮腫, 漿液性網膜剝離, 硬性白斑等を取り上げ, その自発蛍光所見の特徴と意義について解説する. また, 網膜循環障害疾患の主要な治療法である網膜光凝固における眼底自発蛍光の活用法についても述べる.

はじめに

糖尿病網膜症や網膜静脈および動脈の閉塞症などの網膜循環障害疾患の診断と治療において, 眼底自発蛍光は現在のところ必須の検査であるとは言えない. その理由としては, 眼底自発蛍光の特性上, 得られる情報が疾患特異性に乏しく, 定量性が低いこと, また, 光干渉断層計(OCT)やフルオレセイン蛍光眼底造影検査(FA)等の検査方法の進歩が著しく, 日常診療を行ううえでは, これらの検査方法から得られる情報で十分事足りていることが挙げられる.

しかし, 本特集の他の稿で述べられているとおり, 眼底自発蛍光には, 網膜色素上皮細胞(RPE)や視細胞の細胞機能や細胞内代謝を反映するという特長がある. そのため, 眼底自発蛍光をOCTやFAと組み合わせれば, 網膜循環障害疾患の病態を新しい切り口で理解するのに役立つのではないかと考えられてきた. そこで, 本稿では, 網膜循環障害疾患の病態理解や診療に役立つような眼底自発蛍光の所見, 活用法について, これまでに報告された知見をまとめてみたい.

嚢胞様黄斑浮腫

網膜循環障害疾患において, 嚢胞様黄斑浮腫(CME)は視力低下の主要な原因の1つである. CMEの自発蛍光を488 nmの励起光を用いて撮影すると, CMEは過蛍光を示す(図1)[1]. 過蛍光の原因は, 黄斑部に形成される嚢胞構造によって, 黄斑色素(488 nmの光を吸収し低蛍光の原因となる)が嚢胞の辺縁へ偏位するためと考えられている. 実際に, 488 nmと580 nm(黄斑色素で吸収されにくい波長)の励起光を用いてCMEの自発蛍光を撮影すると, CMEが過蛍光を示す確率は, 488 nmでは100%であるが, 580 nmでは7%にとどまる[2]. また, 黄斑色素に乏しい網膜周辺部にみられる網膜浮腫については, 488 nmの励起光を用いても過蛍光を示さない. さらに, 488 nmと514 nmの励起光を用いて黄斑色素を可視化す

* Yuki MORIZANE, 〒700-8558 岡山市北区鹿田町2-5-1 岡山大学大学院医歯薬学総合研究科眼科学, 講師

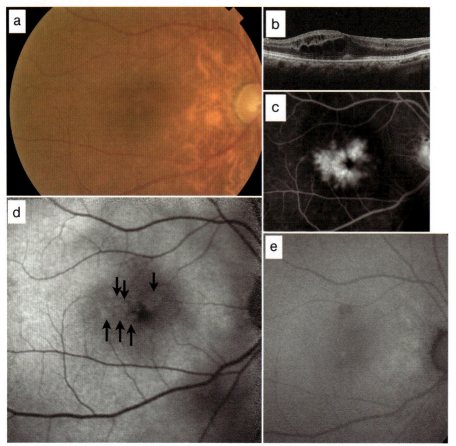

図 1.
糖尿病黄斑浮腫における眼底自発蛍光
 a（カラー眼底写真），b（OCT），c（FA）：囊胞状黄斑浮腫を認める．
 d：眼底自発蛍光（SLO 488 nm）．囊胞腔に一致した過蛍光を認める（矢印）．
 e：眼底自発蛍光（眼底カメラ 580 nm）．囊胞腔に一致した過蛍光は明らかでない．

ると[3]．CME の周囲にみられる低蛍光に一致して黄斑色素が存在することがわかる（図2）[4]．

　これらの結果は，「CME の形成とともに黄斑色素の偏位が生じる」という現象を眼底自発蛍光によって明らかにしたものであり，これまで OCT や FA では知り得なかった病態として興味深い．しかし，現在のところ，この知見を診療上どのように活用すればよいかについては残念ながら不明である．今後の進展が期待される．

漿液性網膜剝離

　網膜循環障害疾患では，漿液性網膜剝離（SRD）を合併することがある．この SRD の眼底自発蛍光を撮影すると，SRD の発症直後には低蛍光を示すが，時間経過とともに過蛍光を示すようになる（図3）．このような自発蛍光の特徴は，中心性漿液性網脈絡膜症（CSC）でみられる SRD の眼底自発蛍光と同様である[5〜7]．SRD でみられる過蛍光の原因は視細胞外節の断片の蓄積や網膜下に遊走したマクロファージであると考えられている[8]．

網膜出血による視細胞障害

　網膜静脈分枝閉塞症では，血管の閉塞領域に一致して網膜出血がみられる．網膜出血は時間経過とともに消退するが，網膜出血が存在した領域の自発蛍光を撮影すると過蛍光を示す（図4）[8]．この過蛍光の領域を OCT で観察すると網膜が菲薄化し，ellipsoid zone が欠損していることから，網膜出血によって視細胞に障害をきたしたことがわかる．視細胞の障害が進行し，やがて RPE が萎縮すると，眼底自発蛍光は境界明瞭な低蛍光となる．

硬性白斑

　硬性白斑は，脂質やフィブリノーゲン，アルブミンから構成され，多くの場合，眼底自発蛍光は低蛍光を示す．Sekiryu らは，BRVO でみられた硬性白斑について検討し，眼底自発蛍光で低蛍光を示す硬性白斑と，過蛍光を示す硬性白斑の2種

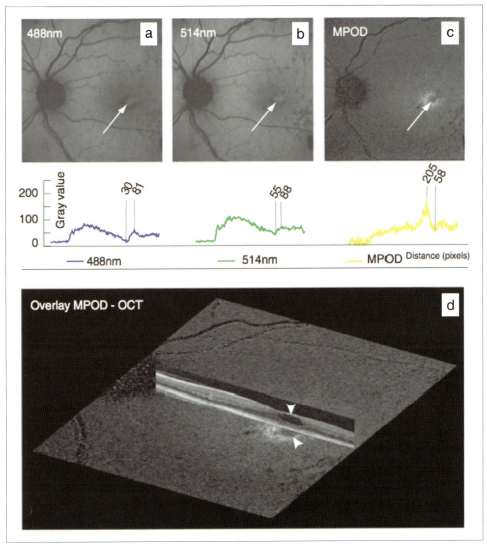

図 2. 糖尿病黄斑浮腫における黄斑色素の偏位(文献 4 より許可を得て引用)
a：SLO(488 nm)でみられた囊胞状黄斑浮腫(矢印)に一致した過蛍光とその周囲の低蛍光．過蛍光部と低蛍光部のコントラストが明瞭で，グレイレベル差は51.
b：SLO(514 nm)においても，aと同様に囊胞状黄斑浮腫(矢印)に一致した過蛍光とその周囲の低蛍光を認める．しかし，グレイレベル差は33でありaよりもコントラストが低くなっている．
c：黄斑色素(MPOD)イメージングにおいて，囊胞状黄斑浮腫(矢印)の周囲に過蛍光(黄斑色素)を認める．
d：cでみられたMPODが囊胞状黄斑浮腫(矢頭)の周囲に位置することがわかる．

類が存在することを見出した(図5)[8]．OCTによる観察では過蛍光を示した硬性白斑の多くは網膜下に存在した．自験例を図6に示す．この症例は糖尿病網膜症に伴う硬性白斑であり，低蛍光と過蛍光の硬性白斑が混在した．しかし，この症例ではいずれの硬性白斑も網膜内に存在した．硬性白斑の自発蛍光を決定する因子としては，硬性白斑を構成する成分が重要であると考えられる．硬性白斑の構成成分を決定する機構の詳細については不明な点が多いが，網膜下に存在する酸化脂質や遊走マクロファージが重要であると考えられている[8]．

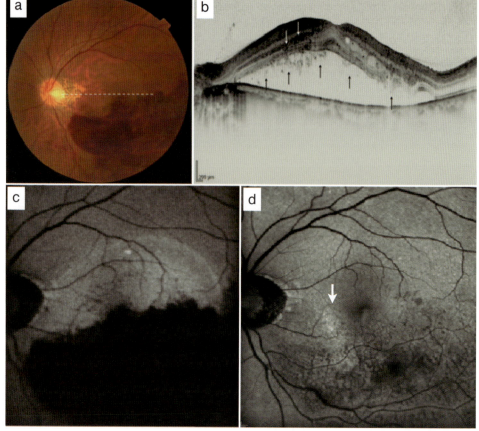

図 3. 56 歳,男性.BRVO に伴う漿液性網膜剝離の自発蛍光(文献 8 より許可を得て引用)
a:下方の BRVO を認める.破線は b における走査部位を示す.
b:漿液性網膜剝離と網膜下の沈着物(黒矢印),網膜内(外網状層)の沈着物(白矢印)を認める.
c:眼底自発蛍光.漿液性網膜剝離の範囲に一致して過蛍光を認める.
d:ベバシズマブ硝子体投与を行い,漿液性網膜剝離が消退した時期の眼底自発蛍光.黄斑鼻側に過蛍光を認める(矢印).矯正視力 0.7.

網膜動脈分枝閉塞症

網膜動脈分枝閉塞症(BRAO)の眼底自発蛍光は,発症初期に無灌流領域が低蛍光を示し,発症後 1 か月程度で通常の蛍光強度に戻る[9].初期の低蛍光の原因は,網膜内層や神経節細胞の浮腫による自発蛍光の遮断や NADH(ニコチンアミドアデニンジヌクレオチド)や FAD(フラビンアデニンジヌクレオチド)の酸化状態の変化によると考えられている.なお,興味深いことに網膜動脈分枝閉塞症の原因となる塞栓子が眼底自発蛍光で過蛍光を示すことがある[9].塞栓子の存在は通常の眼底検査や FA では確認が難しいことが多く,そのような場合,眼底自発蛍光が有効な検査となる.

通常の網膜光凝固に伴う自発蛍光の変化

網膜循環障害疾患に対する主要な治療法の 1 つに網膜光凝固が挙げられる.

網膜光凝固を行うと,凝固部位の自発蛍光は初期には低蛍光を示し,その後過蛍光となり,約 1 年後には境界明瞭な低蛍光となる(図 7).初期の低蛍光は網膜の浮腫による自発蛍光の遮断のためであり,その後の過蛍光は,光凝固による組織障害を修復するために網膜色素上皮細胞が増殖,遊走し,その際に網膜色素上皮細胞の代謝が上昇するためと考えられている[10].そして,最終的には網膜色素上皮細胞の萎縮に伴い低蛍光となる.

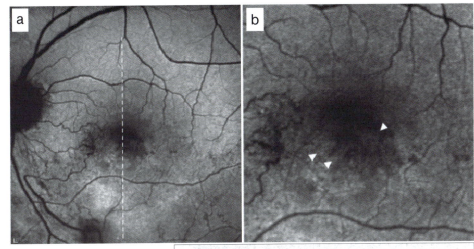

図 4.
67歳, 男性. BRVO に伴う網膜出血の消退後にみられた ellipsoid zone の欠損(文献 8 より許可を得て引用)

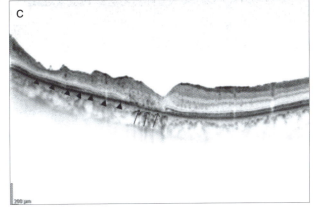

a：眼底自発蛍光. ベバシズマブ硝子体投与を行い, 19週後に網膜出血が消退した. 網膜出血が存在した黄斑下方に過蛍光を認める.
破線はcにおける走査部位を示す.

b：aの拡大図. 囊胞状黄斑浮腫に一致して過蛍光を認める(矢頭).

c：OCT にて, 黄斑部の ellipsoid zone の欠損(矢印)と網膜の菲薄化(矢頭)認める.

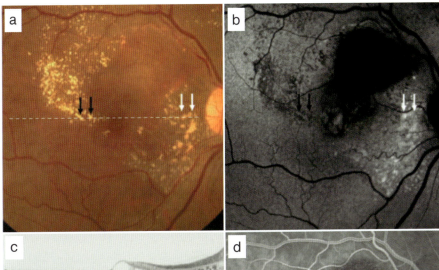

図 5.
52歳, 女性. BRVO に伴う硬性白斑の自発蛍光(文献8より許可を得て引用)

a：黄斑の耳側(黒矢印)と鼻側(白矢印)に硬性白斑を認める. 破線はcにおける走査部位を示す.

b：眼底自発蛍光. 黄斑の耳側の硬性白斑(黒矢印)は低蛍光, 鼻側の硬性白斑(白矢印)は過蛍光である.

c：OCT にて, 黄斑の耳側の硬性白斑(黒矢印)は網膜内に, 鼻側の硬性白斑(白矢印)は網膜下(網膜色素上皮上)に存在する. 黄斑の鼻側に ellipsoid zone の欠損(矢頭)を認める.

d：フルオレセイン蛍光眼底像. bにおける過蛍光部位に循環異常はみられない(矢印).

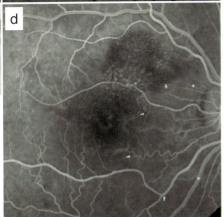

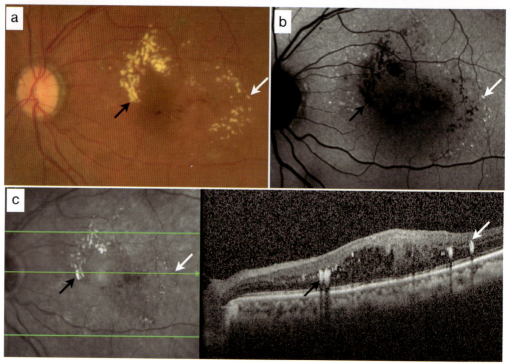

図 6. 糖尿病網膜症に伴う硬性白斑の自発蛍光
a：黄斑の鼻側(黒矢印)と耳側(白矢印)に硬性白斑を認める.
b：眼底自発蛍光. 黄斑の鼻側の硬性白斑(黒矢印)は低蛍光, 耳側の硬性白斑(白矢印)は過蛍光である.
c：OCTにて, 黄斑の鼻側の硬性白斑(黒矢印)と耳側の硬性白斑(白矢印)はともに網膜内に存在する. 緑矢印は走査部位を示す.

選択的光凝固(閾値下光凝固)に伴う自発蛍光の変化

近年の網膜光凝固装置の進歩に伴い, 黄斑部に対して選択的光凝固(閾値下光凝固)が行われることが増えている. 選択的光凝固は網膜に対する侵襲が少ないことが特長であるが, 同時に, 光凝固斑を確認できないという問題がある. 光凝固斑が確認できない場合, 同じ場所に光凝固を繰り返してしまい, 結果として組織侵襲が強くなる危険がある. このような場合, FAを行えば凝固斑を確認できるが, 造影検査そのものにリスクが伴う点が問題である. そこで, 眼底自発蛍光を用いて選択的光凝固の凝固斑を確認する方法が報告されている[10)11)]. これらの報告によれば, 選択的光凝固の1時間後には, 凝固斑の自発蛍光は低蛍光となる. そして凝固後1週間程度で過蛍光となり, この過蛍光は1年以上継続する. なお, 凝固斑の面積については長期経過においても拡大はみられな

いとされている. 通常の網膜光凝固において, 凝固後1年で低蛍光を示すことと比較すると, 選択的光凝固では視細胞が長期間生存していることがわかる.

中間透光体に混濁がある症例における網膜光凝固範囲の把握

中間透光体に白内障や星芒状硝子体症等の混濁があると眼底の視認性は低下する. 特に, 通常の眼底観察のように光源が眼外にあり網膜からの反射光を観察する場合には, 光が中間透光体の混濁を2回通過することになるので混濁の影響は極めて高くなる[12)13)]. 図8に示す症例では過去に網膜光凝固が施行されているが, 星芒状硝子体症のために凝固斑の確認が難しく, 凝固範囲の把握は困難である(図8-a). このような症例に対して眼底自発蛍光を撮影すると, 星芒状硝子体症の影響をほとんど受けることなく凝固斑を可視化することができる(図8-b). この理由は, 眼底カメラでは

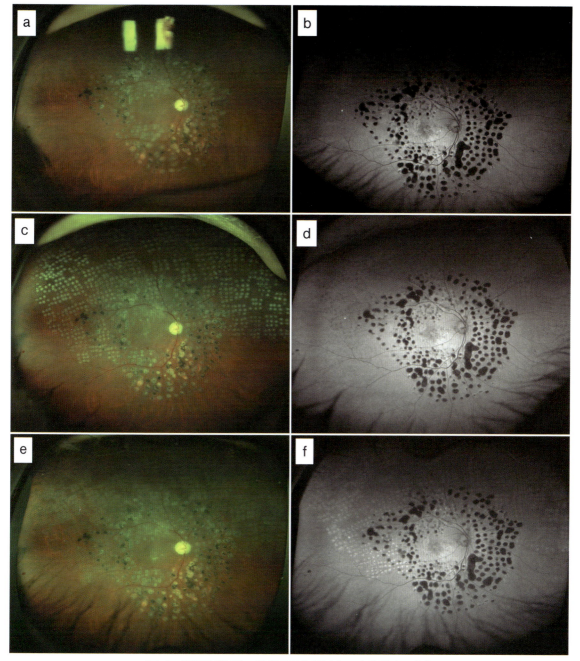

図 7. 網膜光凝固後の時間経過と凝固斑の自発蛍光の変化
a：8 年前に網膜光凝固を施行された症例．カラー眼底写真で凝固斑を認める．
b：眼底自発蛍光(532 nm)．網膜光凝固斑は境界鮮明な低蛍光を示す．
a, b に対して網膜光凝固を追加し，15 分後にカラー眼底(c)，眼底自発蛍光(d)を撮影した．凝固斑は淡い低蛍光を示す(d)．
c, d から 2 週後のカラー眼底(e)および眼底自発蛍光(f)．凝固部の網膜変性が進み(e)，眼底自発蛍光は過蛍光となった(f)．

光源が眼外にあるのに対して，眼底自発蛍光では主として RPE から蛍光が発せられるため，光源が眼内に存在することになり，星芒状硝子体を光が通過する回数が 1 回で済むためと考えられる．

おわりに

網膜循環障害疾患にみられる眼底自発蛍光の特長についてまとめた．今後，眼底自発蛍光撮影装

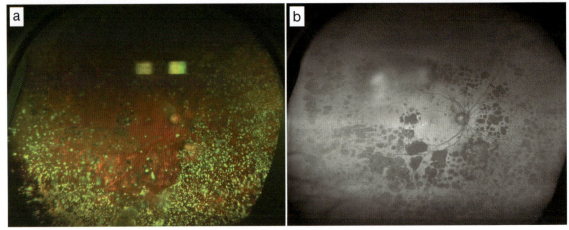

図 8. 星芒状硝子体症を伴う糖尿病網膜症における網膜光凝固斑
a：星芒状硝子体症によって，網膜光凝固斑の視認は困難である．
b：眼底自発蛍光(532 nm)．網膜光凝固斑は低蛍光を示し，光凝固の範囲を明瞭に把握できる．

置の進歩や他の検査方法との組み合わせによって，眼底自発蛍光の解析が進めば，網膜循環障害疾患の病態理解がさらに深まることが期待される．

文 献

1) McBain VA, Forrester JV, Lois N：Fundus autofluorescence in the diagnosis of cystoid macular oedema. Br J Ophthalmol, **92**：946-949, 2008.
2) Bessho K, Gomi F, Harino S, et al：Macular autofluorescence in eyes with cystoid macula edema, detected with 488 nm-excitation but not with 580 nm-excitation. Graefes Arch Clin Exp Ophthalmol, **247**：729-734, 2009.
3) Trieschmann M, Heimes B, Hense HW, et al：Macular pigment optical density measurement in autofluorescence imaging：comparison of one- and two-wavelength methods. Graefes Arch Clin Exp Ophthalmol, **244**：1565-1574, 2006.
4) Waldstein SM, Hickey D, Mahmud I, et al：Two-wavelength fundus autofluorescence and macular pigment optical density imaging in diabetic macular oedema. Eye (Lond), **26**：1078-1085, 2012.
5) Rückmann von A, Fitzke FW, Fan J, et al：Abnormalities of fundus autofluorescence in central serous retinopathy. AJOPHT, **133**：780-786, 2002.
6) Spaide RF, Klancnik JM：Fundus autofluorescence and central serous chorioretinopathy. Ophthalmology, **112**：825-833, 2005.
7) Maruko I, Iida T, Ojima A, et al：Subretinal dot-like precipitates and yellow material in central serous chorioretinopathy. Retina (Philadelphia, Pa), **31**：759-765, 2011.
8) Sekiryu T, Iida T, Sakai E, et al：Fundus autofluorescence and optical coherence tomography findings in branch retinal vein occlusion. J Ophthalmol 2012；2012：638064.
9) Siddiqui AA, Paulus YM, Scott AW：Use of fundus autofluorescence to evaluate retinal artery occlusions. Retina (Philadelphia, Pa), **34**：2490-2491, 2014.
10) Framme C, Brinkmann R, Birngruber R, et al：Autofluorescence imaging after selective RPE laser treatment in macular diseases and clinical outcome：a pilot study. Br J Ophthalmol, **86**：1099-1106, 2002.
11) Muqit MMK, Gray JCB, Marcellino GR, et al：Fundus autofluorescence and Fourier-domain optical coherence tomography imaging of 10 and 20 millisecond Pascal retinal photocoagulation treatment. Br J Ophthalmol, **93**：518-525, 2009.
12) Ogino K, Murakami T, Yoshimura N：Photocoagulation guided by wide-field fundus autofluorescence in eyes with asteroid hyalosis. Eye (Lond), **28**：634-635, 2014.
13) Davies N：Comment on "Photocoagulation guided by wide-field fundus autofluorescence in eyes with asteroid hyalosis"：single and double pass of light in the ocular media. Eye (Lond), **29**：149-150, 2015.

読者への訴求効果が高い「専門学術誌」に、広告の出稿をご検討ください。

全国の医師を対象に行ったアンケート調査[1]によると、専門学術誌[2]と大型媒体誌[3]を比較したところ、専門学術誌のほうが信頼性・長期保存性・閲覧の反復性のいずれも優れていると評価されていることが明らかになりました。広告媒体には、是非とも訴求効果が高い専門学術誌をご活用ください。

信頼性

91.6％の医師が専門学術誌のほうが信頼性の高い情報が得られると評価しており、89.6％の医師は専門分野に必要な情報が得られると評価しています。

Q 以下の項目について当てはまるのは「専門学術誌」「大型媒体誌」のどちらですか？

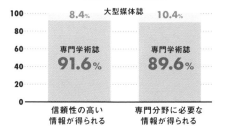

長期保存性

68.7％の医師が専門学術誌を長期間保存しており、そのうち56.7％の医師が専門学術誌を3年以上保存しているという結果が出ました。

Q 長期間保存している医学雑誌は「専門学術誌」「大型媒体誌」のどちらですか？それらはどのくらいの期間保存していますか？

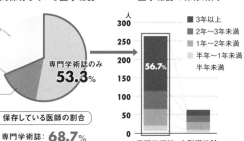

閲覧の反復性

長期間保存をしている医師のうち89.9％の読者が専門学術誌を読み返しており、76.2％の医師が専門学術誌を読み返す頻度が高いと答えています。

Q 読み返すことのある医学雑誌はどちらですか？

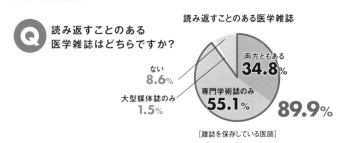

Q 読み返す頻度はどの程度ですか？

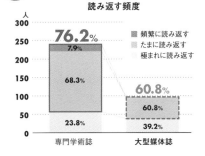

---

1) 調査内容：医師の専門学術誌および大型媒体誌の利用実態。調査方法・対象：全国の30歳以上の医師383名を対象にインターネットにて実施（内科系医師：246名・内科系以外の医師：137名、勤務医：192名・開業医：191名）。調査時期：2009年6月。調査機関：株式会社ケアネット（日本マーケティングリサーチ協会加盟）
2) 医学専門出版社および学会・研究会などが国内で発行している医学専門雑誌・学会誌。
3) 無料配布されることが多い、新聞社系出版社が発行する医学情報雑誌。

一般社団法人 **日本医書出版協会**
http://www.medbooks.or.jp/

MSAA 医学専門広告協会
http://www.msaa.info/

FAXによる注文・住所変更届け

改定：2015年1月

　毎度ご購読いただきましてありがとうございます．
　読者の皆様方に小社の本をより確実にお届けさせていただくために，FAXでのご注文・住所変更届けを受けつけております．この機会に是非ご利用ください．

◆ご利用方法
　FAX専用注文書・住所変更届けは，そのまま切り離してFAX用紙としてご利用ください．また，注文の場合手続き終了後，ご購入商品と郵便振替用紙を同封してお送りいたします．**代金が5,000円をこえる場合，代金引換便とさせて頂きます．**その他，申し込み・変更届けの方法は電話，郵便はがきも同様です．

◆代金引換について
　本の代金が5,000円をこえる場合，代金引換とさせて頂きます．配達員が商品をお届けした際に，現金またはクレジットカード・デビットカードにて代金を配達員にお支払い下さい(本の代金＋消費税＋送料)．(※年間定期購読と同時に5,000円をこえるご注文を頂いた場合は代金引換とはなりません．郵便振替用紙を同封して発送いたします．代金後払いという形になります．送料は定期購読を含むご注文の場合は頂きません)

◆年間定期購読のお申し込みについて
　年間定期購読は，1年分を前金で頂いておりますため，代金引換とはなりません．郵便振替用紙を本と同封または別送いたします．送料無料，また何月号からでもお申込み頂けます．
　毎年末，次年度定期購読のご案内をお送りいたしますので，定期購読更新のお手間が非常に少なく済みます．

◆住所変更届けについて
　年間購読をお申し込みされております方は，その期間中お届け先が変更します際，必ずご連絡下さいますようよろしくお願い致します．

◆取消，変更について
　取消，変更につきましては，お早めにFAX，お電話でお知らせ下さい．
　返品は，原則として受けつけておりませんが，返品の場合の郵送料はお客様負担とさせていただきます．その際は必ず小社へご連絡ください．

◆ご送本について
　ご送本につきましては，ご注文がありましてから約1週間前後とみていただきたいと思います．お急ぎの方は，ご注文の際にその旨をご記入ください．至急送らせていただきます．2～3日でお手元に届くように手配いたします．

◆個人情報の利用目的
　お客様から収集させていただいた個人情報，ご注文情報は本サービスを提供する目的(本の発送，ご注文内容の確認，問い合わせに対しての回答等)以外には利用することはございません．

　その他，ご不明な点は小社までご連絡ください．

株式会社 全日本病院出版会　〒113-0033 東京都文京区本郷3-16-4-7F
電話 03(5689)5989　FAX03(5689)8030　郵便振替口座 00160-9-58753

FAX 専用注文書 眼科1601　　年　月　日

○印	雑誌・書籍名	定価(税込)	冊数
	MB OCULISTA　年間定期購読お申し込み（送料弊社負担） 2016年1月号～12月号（計12冊）	38,880円	
	2016年__月号～12月号（定期購読を開始する号数をご記入ください）		
	MB OCULISTA バックナンバー（お求めの号数と冊数をご記入ください） No.		
	形成外科月刊誌 PEPARS（ペパーズ）　年間定期購読お申し込み（送料弊社負担） 2016年1月号～12月号（計12冊）	41,040円	
	2016年__月号～12月号（定期購読を開始する号数をご記入ください）		
	PEPARS バックナンバー（お求めの号数と冊数をご記入ください） No.		
	医療・看護・介護で役立つ嚥下治療エッセンスノート 新刊	3,564円	
	スキルアップ！ニキビ治療実践マニュアル 新刊	5,616円	
	快適な眠りのための睡眠習慣セルフチェックノート	1,944円	
	超アトラス眼瞼手術―眼科・形成外科の考えるポイント―	10,584円	
	実践アトラス　美容外科注入治療	8,100円	
	イチから知りたいアレルギー診療	5,400円	
	医療・看護・介護のための睡眠検定ハンドブック	3,240円	
	イチからはじめる　美容医療機器の理論と実践	6,480円	
	"知りたい"めまい "知っておきたい"めまい薬物治療	4,860円	
	実地医家のための甲状腺疾患診療の手引き	7,020円	
	アトラス　きずのきれいな治し方　改訂第二版	5,400円	

お名前	フリガナ 　　　　　　　　　　　　　　　　㊞	診療科
ご送付先	〒　－ □自宅　　□お勤め先	
電話番号		□自宅 □お勤め先

バックナンバー・書籍合計
5,000円以上のご注文
は代金引換発送になります

―お問い合わせ先―
㈱全日本病院出版会営業部
電話　03(5689)5989

FAX　03(5689)8030

年　月　日

住所変更届け

お名前	フリガナ

お客様番号		毎回お送りしています封筒のお名前の右上に印字されております8ケタの番号をご記入下さい。

新お届け先	〒　　　　都道府県

新電話番号	（　　　）

変更日付	年　月　日より	月号より

旧お届け先	〒

※ 年間購読を注文されております雑誌・書籍名に✓を付けて下さい。
- ☐ Monthly Book Orthopaedics（月刊誌）
- ☐ Monthly Book Derma.（月刊誌）
- ☐ 整形外科最小侵襲手術ジャーナル（季刊誌）
- ☐ Monthly Book Medical Rehabilitation（月刊誌）
- ☐ Monthly Book ENTONI（月刊誌）
- ☐ PEPARS（月刊誌）
- ☐ Monthly Book OCULISTA（月刊誌）

FAX 03-5689-8030

全日本病院出版会行

Monthly Book OCULISTA

バックナンバー一覧

2016.1. 現在

2013 年
- No. 1　眼科 CT・MRI 診断実践マニュアル
　　編集企画／後藤　浩
- No. 2　こう活かそう！OCT
　　編集企画／飯田知弘
- No. 3　光凝固療法実践マニュアル
　　編集企画／小椋祐一郎
- No. 4　再考！近視メカニズム
　　―実臨床のために―
　　編集企画／不二門　尚
- No. 5　ぶどう膜炎外来診療
　　編集企画／竹内　大
- No. 6　網膜静脈閉塞症の診療マニュアル
　　編集企画／佐藤幸裕
- No. 7　角結膜感染症の外来診療
　　編集企画／近間泰一郎
- No. 8　糖尿病網膜症の診療
　　編集企画／北野滋彦
- No. 9　緑内障性視神経症の診断
　　編集企画／富田剛司

2014 年
- No. 10　黄斑円孔・上膜の病態と治療
　　編集企画／門之園一明
- No. 11　視野検査 update
　　編集企画／松本長太
- No. 12　眼形成のコツ
　　編集企画／矢部比呂夫
- No. 13　視神経症のよりよい診療
　　編集企画／三村　治
- No. 14　最新 コンタクトレンズ処方の実際と注意点
　　編集企画／前田直之
- No. 15　これから始める ロービジョン外来ポイントアドバイス
　　編集企画／佐渡一成・仲泊　聡
- No. 16　結膜・前眼部小手術 徹底ガイド
　　編集企画／志和利彦・小早川信一郎
- No. 17　高齢者の緑内障診療のポイント
　　編集企画／山本哲也
- No. 18　Up to date 加齢黄斑変性
　　編集企画／髙橋寛二
- No. 19　眼科外来標準検査 実践マニュアル
　　編集企画／白木邦彦
- No. 20　網膜電図 (ERG) を使いこなす
　　編集企画／山本修一
- No. 21　屈折矯正 newest
　　―保存療法と手術の比較―
　　編集企画／根岸一乃

2015 年
- No. 22　眼症状から探る症候群
　　編集企画／村田敏規
- No. 23　ポイント解説 眼鏡処方の実際
　　編集企画／長谷部　聡
- No. 24　眼科アレルギー診療
　　編集企画／福島敦樹
- No. 25　斜視診療のコツ
　　編集企画／佐藤美保
- No. 26　角膜移植術の最先端と適応
　　編集企画／妹尾　正
- No. 27　流出路再建術の適応と比較
　　編集企画／福地健郎
- No. 28　小児眼科診療のコツと注意点
　　編集企画／東　範行
- No. 29　乱視の診療 update
　　編集企画／林　研
- No. 30　眼科医のための心身医学
　　編集企画／若倉雅登
- No. 31　ドライアイの多角的アプローチ
　　編集企画／高橋　浩
- No. 32　眼循環と眼病変
　　編集企画／池田恒彦
- No. 33　眼内レンズのポイントと合併症対策
　　編集企画／清水公也

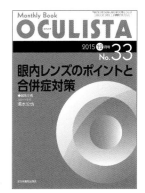

Monthly Book OCULISTA
1 冊：3,000 円＋税
B5 判　オールカラー

年間購読サービスのご案内
毎月，最新号を送料無料でお手元にお届けする，便利な年間購読サービスをご利用ください．

年間購読料：38,880 円（税込）
年間 12 冊発行（1〜12 月号）

各号の詳細は弊社ホームページでご覧いただけます．
➡ http://www.zenniti.com/

| 全日本病院出版会 | 検索 click |

次号予告（2月号）

涙道診療 ABC

編集企画／兵庫県立尼崎総合医療センター
宮崎　千歌

流涙の評価方法	井上　康
涙道疾患に対する検査方法と診断	廣瀬　美央
涙道周辺の解剖	園田　真也ほか
涙道の炎症	岩田　明子ほか
涙小管疾患の治療 ―涙小管再建できる場合―	鶴丸　修士
涙小管疾患の治療 ―涙小管再建できない場合―	植田　芳樹
鼻涙管疾患の治療	佐々木次壽
内視鏡下涙嚢鼻腔吻合術（鼻内法）の施行時に気を付ける耳鼻科的疾患	竹林　宏記
涙道に関連する腫瘍性病変	辻　英貴
小児の涙道疾患 ―先天鼻涙管閉塞の治療戦略―	嘉鳥　信忠

掲載広告一覧

メジカルビュー社　8

| 編集主幹：村上　晶　順天堂大学教授
　　　　　高橋　浩　日本医科大学教授 | No. 34　編集企画：
安川　力　名古屋市立大学准教授 |

Monthly Book OCULISTA　No. 34

2016年1月15日発行（毎月15日発行）
定価は表紙に表示してあります．
Printed in Japan

発行者　末定　広光
発行所　株式会社　全日本病院出版会
〒113-0033　東京都文京区本郷3丁目16番4号7階
　　　　　電話 (03)5689-5989　Fax (03)5689-8030
　　　　　郵便振替口座 00160-9-58753
印刷・製本　三報社印刷株式会社　電話 (03)3637-0005
広告取扱店　㈱メディカルブレーン　電話 (03)3814-5980

© ZEN・NIHONBYOIN・SHUPPANKAI, 2016

・本誌に掲載する著作物の複製権・翻訳権・上映権・譲渡権・公衆送信権（送信可能化権を含む）は株式会社全日本病院出版会が保有します．
・JCOPY ＜(社)出版者著作権管理機構　委託出版物＞
本誌の無断複写は著作権法上での例外を除き禁じられています．複写される場合は，そのつど事前に，(社)出版者著作権管理機構（電話 03-3513-6969, FAX 03-3513-6979, e-mail: info@jcopy.or.jp）の許諾を得てください．
・本誌をスキャン，デジタルデータ化することは複製に当たり，著作権法上の例外を除き違法です．代行業者等の第三者に依頼して同行為をすることも認められておりません．